Wolfgang Hätscher-Rosenbauer

Augenschule für gesundes Sehen

Das erfolgreiche Programm zur Stärkung der Sehkraft und zur Vorbeugung von Fehlsichtigkeit. 20 Kurzübungen für das tägliche Training

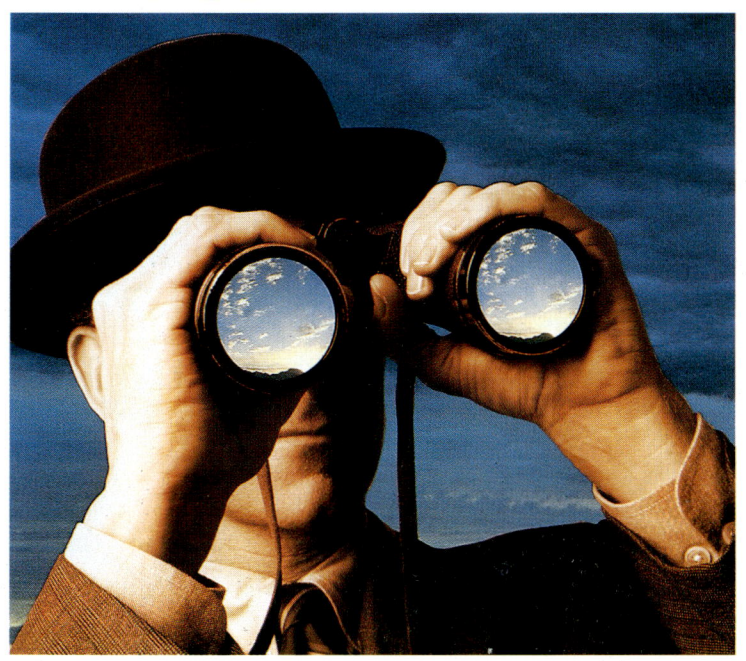

Südwest

Inhalt

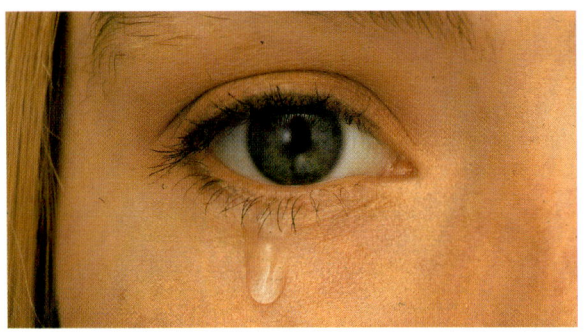

Auch der Seelenzustand beeinflußt unsere Sehkraft.

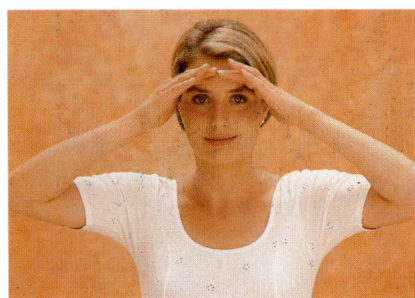

Auch die Augen müssen einmal entspannen können.

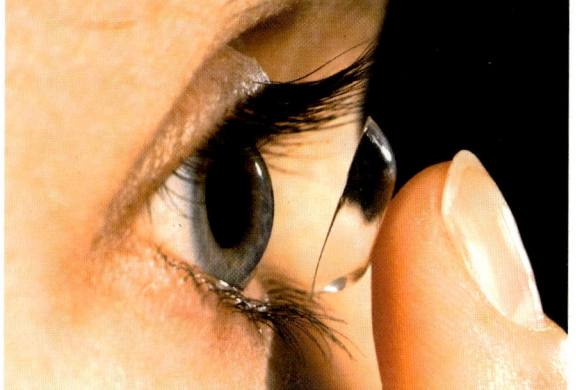

Sonnenblumen-
kerne liefern
wertvolle
Augennahrung.

Augen-
gymnastik
trainiert Ihre
Sehkraft.

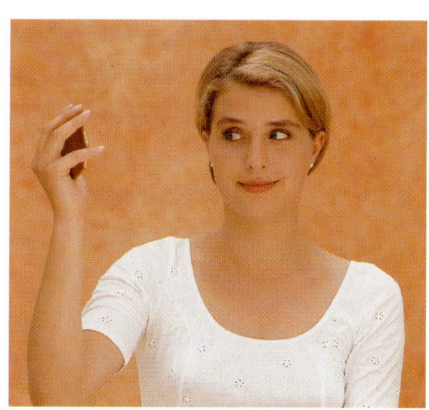

Die Augen-
schule ist auch
für Brillen-
und Kontakt-
linsenträger
geeignet.

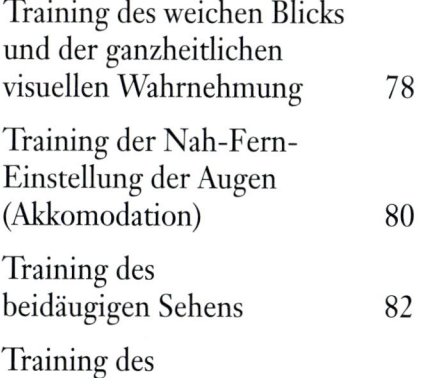

Vorwort

Welch unschätzbares Sinnesorgan das Auge für uns ist, merken wir zumeist erst dann, wenn unsere Sehkraft nachläßt oder wenn sie durch Krankheit oder Unfall eingeschränkt wird.

Die Augenschule dient dazu, daß wir uns rechtzeitig um die Gesundheit unserer Augen kümmern, die Sehfähigkeit beleben, Sehfehler vermeiden sowie Sehproblemen vorbeugen. Sie wurde vom Autor als Vortrags- und Kursprogramm im Rahmen der Gesundheitsvorsorge entwickelt. Seit 1992 wird die Augenschule auch als Modellprojekt bei der DAK in Frankfurt sowie in Großbetrieben und Institutionen mit großem Erfolg durchgeführt.

Teilnehmer an den Kursen sind vor allem Menschen, deren Sehvermögen stark belastet ist: Häufige und intensive Bildschirmarbeit, umfangreiches und konzentriertes Lesen und monotone und stereotype Informationsaufnahme können die Augen übermäßig anstrengen. Diese Belastungen werden zum Teil erheblich verstärkt durch ungünstige Beleuchtung, eingeschränkte Bewegungsmöglichkeiten des Blickes und körperlichen Bewegungsmangel, der die optimale Durchblutung der visuellen Zentren des Gehirns unterbindet.

Erfolge der Augenschule

● Kurzfristig: eine spürbare Entlastung von Sehstreßsymptomen wie Augenbrennen, Kopfschmerzen, Konzentrationsmangel und geistiger sowie körperlicher Erschöpfung

● Langfristig: eine Stabilisierung und Optimierung der vorhandenen Sehfähigkeit – in Einzelfällen konnte sogar die Glasstärke der Sehhilfe reduziert werden –, ein bewußteres Sehen und eine Verbesserung der persönlichen Sehqualität.

Ein guter, lebendiger Sehsinn ist ein wertvolles Geschenk. Sie können viel dazu beitragen, ihn zu erhalten und zu fördern.

Die Augenschule zur Gesundheitsvorsorge

Schon zu Beginn dieses Jahrhunderts waren viele Augenärzte der Meinung, daß die Brille kein Allheilmittel für Sehstörungen sei, zumal sie die Ursache einer Sehschwäche oder Fehlsichtigkeit nicht beseitige. Statt dessen empfahlen sie, das menschliche Auge zu schulen, um Überlastungen und Fehlhaltungen zu vermeiden. Im Rahmen der augenärztlichen Praxis ist diese Schulung jedoch nur schwer umzusetzen. Häufig spielen auch seelische und geistige Gründe bei Sehproblemen eine Rolle. Da die meisten Augenärzte hierfür nicht ausgebildet sind, konnte sich dieser Ansatz in der Augenmedizin bis heute nicht durchsetzen.

Was ist die Augenschule?

Die Augenschule wurde, wie oben bereits erwähnt, als Vortrags- und Kursprogramm für die Gesundheitsvorsorge entwickelt. Sie umfaßt im vorliegenden Buch vier Teile:
- Der Kurs besteht aus fünf aufeinander aufbauenden Lektionen, um die Sehfähigkeit zu harmonisieren und zu kräftigen (Seite 18 bis 57).
- Die Gesundheitstips rund ums Auge beinhalten einfache, wirkungsvolle Vorsorgemöglichkeiten aus dem Bereich der Naturheilkunde sowie alternative Sehhilfen (Seite 58 bis 69).
- Die acht Übungstafeln schulen das Sehverhalten und helfen beim Einüben augengerechter Sehgewohnheiten (Seite 70 bis 88).
- Das Programm mit den 20 Kurzübungen rundet die Augenschule ab (Seite 89 bis 94). Die Übungen sind schnell zu erlernen und dauern kaum länger als eine Minute. Selbst wenn Sie nur dieses Programm im Alltag durchführen, genügt das oft schon, um für eine Weile wieder entspannter und aufmerksamer sehen zu können: Alles in allem setzen Sie neue visuelle Energie frei.

In den dreißiger Jahren wollte der amerikanische Augenarzt Dr. William Bates alle Arten von Fehlsichtigkeit ganz ohne Brille heilen. Seine Ideen waren umstritten, doch ihre Wirkung war enorm.

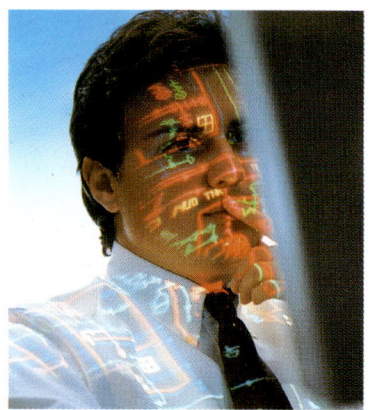

Stundenlanges Arbeiten am Bildschirm strengt Ihre Augen extrem an.

Sehschulung und Augentraining heute

Wir leben in einer Zeit, in der die Grenzen der Fachwissenschaften und Einzeldisziplinen ausgelotet sind. Umwälzende wissenschaftliche Fortschritte erfolgen oft nur noch im interdisziplinären Bereich. Ökologie, Biophysik, Biochemie, Quantenphysik, Quantenelektrodynamik usw. begründen ein neues, sich ständig erweiterndes, ganzheitliches Bild unserer materiellen Welt. Das Weltbild vieler Menschen verändert sich entsprechend.

Die neuen Humanwissenschaften und die Psychotherapie, der zunehmende interkulturelle Dialog, die Begegnungen von Ost und West, Nord und Süd haben ebenfalls ein neues, sich ständig erweiterndes, ganzheitliches Selbstbild des Menschen entstehen lassen. Eine zeitgemäße Augenschule darf nicht blind sein für diese Entwicklungen.

Der Sehsinn verändert sich

Eine revolutionäre Erkenntnis: Vieles am Sehvorgang ist nicht naturgegeben, sondern erlernt.

Das Verständnis von Gesundheit befindet sich im Wandel: Wurde Gesundheit vor noch nicht allzu langer Zeit als Abwesenheit von Krankheit verstanden, so geht die ganzheitliche Medizin heute von einem Gesundheitsbegriff aus, der die Selbstverantwortlichkeit des Menschen betont. Gesundheit bedeutet in diesem Sinn: Lebensqualität als kontinuierlicher seelischer und geistiger Wachstumsprozeß.

Auch der menschliche Sehsinn befindet sich in einem evolutionären Prozeß. Er ist wandelbar und entwicklungsfähig. Sehweisen werden erlernt und verändert – in gleicher Weise, wie die menschliche Sehleistung sich im Lauf der Zeit an die veränderten Anforderungen der Umwelt anpassen mußte. So wachsen beispielsweise die Menge und die Geschwindigkeit der visuellen Informationsübermittlung durch die modernen Medien zusehends.

Diese Entwicklung kann durchaus auch positive Wirkungen hervorbringen: Die Fähigkeit des menschlichen Gehirns, mit dem gesteigerten »Input« fertig zu werden, wächst nach neuesten Erkenntnissen unter günstigen Bedingungen ebenfalls.

Brillen oder Linsen allein helfen nicht

Trotz unbestreitbarer Fortschritte in der Augenmedizin und Augenoptik werden durch die zunehmende Belastung der Augen immer mehr Menschen fehlsichtig.

Einer Untersuchung zufolge, die über einen Zeitraum von 14 Jahren durchgeführt wurde, klagen 50 Prozent der Bildschirmarbeiter über Sehbeschwerden, 49 Prozent über Augenbrennen. Es ist sehr wahrscheinlich, daß in naher Zukunft die Zeit, die bereits junge Menschen vor Bildschirmen verbringen, immer noch weiter zunehmen wird. Mit den daraus resultierenden einseitigen Sehgewohnheiten müssen wir wohl oder übel rechnen.

Die Augenarztpraxen sind heute voll von Hilfesuchenden, deren Sehprobleme mit Korrekturgläsern nicht mehr befriedigend behoben werden können. Dies ist nicht verwunderlich, denn allein durch das Tragen einer Brille bzw. von Kontaktlinsen nimmt die Sehkraft nicht zu. Sie läßt oft weiterhin nach, die Sehleistung verringert sich mit der optischen Sehhilfe häufig weiter.

Aufgrund dieser Erfahrung wollen viele Menschen mit Sehproblemen, aber auch mehr und mehr solche mit ausgezeichneter Sehfähigkeit selbst etwas zum Erhalt ihrer visuellen Gesundheit beitragen.

Brillen sind Hilfsmittel, um mit einer Sehschwäche besser zu leben. Doch sie beheben die eigentliche Ursache der Augenfehlfunktion nicht.

Der Kerngedanke der Augenschule

Das Auge ist ein abhängiger Teil des menschlichen Gesamtorganismus. Es ist sinnvoll, es immer in diesem Zusammenhang zu sehen und zu behandeln.

In der Gesundheitsvorsorge bereits weit verbreitet ist die Rückenschule. Die Teilnehmer üben hier gezielt Körperhaltungen, die dem Bau des menschlichen Körpers gemäß sind. Sie finden heraus, wie sie schwere Lasten richtig hochheben können, wie sie entspannt sitzen und u. ä. Sie lernen, bestimmte Muskelgruppen nicht auf Kosten anderer zu vernachlässigen oder überzustrapazieren, weil dies zu Fehlhaltungen, chronischen Verspannungen, Verzerrungen und schließlich zu organischen Schäden führen kann.

Entsprechend geht die Augenschule vor. Hier geht es darum, Körper- und Sehhaltungen zu üben, die die Funktionstüchtigkeit des Sehsinns unterstützen und anregen.

Ziele der Augenschule

- Lernen von Körper- und Sehhaltungen, die dem Aufbau und der Funktionsweise des menschlichen Sehsinns entsprechen

- Vermeiden von Körper- und Sehhaltungen, die zur Erschöpfung der Sehkraft, zu Akkommodations- und Fusionsstörungen, zu Überanstrengung und Starre des Blicks, zu mangelnder Augenbeweglichkeit, eingeschränktem Gesichtsfeld, Blendüberempfindlichkeit und Nachtblindheit, zunehmender Fehlsichtigkeit und schließlich zu organischen Schwächen und Schäden der Augen führen können

- Üben eines dynamischen Wechsels zwischen Sehfunktionen und Sehweisen, um einseitiges Sehen zu vermeiden oder zu überwinden

- Darüber hinaus lehrt die Augenschule, wie Sie günstige äußere Bedingungen (Licht, Beleuchtung, Ernährung) für ein beschwerdefreies Sehen schaffen

Bei der Augenschule geht es nicht um das Heilen von Augenerkrankungen – dafür ist die Augenmedizin zuständig – und auch nicht um das psychotherapeutische Aufarbeiten von seelischen Problemen, die sich gar nicht selten auf die Sehfähigkeit auswirken – dafür gibt es Sehtherapeuten und psychosomatisch orientierte Augenärzte.

Vorbeugung ist das Hauptanliegen

Ihr Ziel ist vielmehr die Prävention (Vorbeugung), das rechtzeitige Gegensteuern bei Fehlentwicklungen: Organgerechtes Sehverhalten ist lernbar.

Die Übungen der Augenschule sind leicht zu erlernen und können so gut wie überall praktiziert werden. Sie erhalten und stärken die vorhandene Sehfähigkeit, beugen abnehmender Sehkraft vor und sind eine wirkungsvolle Methode, um den Augen Training und Entspannung zu verschaffen und so Augenerkrankungen schon im Ansatz zu begegnen.

Für wen ist die Augenschule geeignet?

Der ganzheitlich-energetische Ansatz der Augenschule ist ebenso für Normalsichtige wie für Fehlsichtige sinnvoll und hilfreich, also auch für Kurz- und Weitsichtige, für Schielende usw. Fehlsichtige sollten aber bedenken, daß sie mit dem hier vorgestellten Augentrainingsprogramm ihre vorhandene Kurz- oder Weitsichtigkeit nicht ohne weiteres beseitigen können: Im günstigen Fall läßt sich damit die tendenzielle Verschlechterung aufhalten und die Sehkraft wieder steigern. Dies muß sich allerdings nicht zwangsläufig in einem Rückgang der Dioptrienzahlen ausdrücken.

Die Augenschule ist kein Ersatz für eine augenmedizinische Untersuchung und Behandlung! Sie stellt lediglich ein wertvolles Training dar, die Selbstheilungskräfte der Augen wieder zu aktivieren.

Wenn Sie Beschwerden oder Krankheiten am Auge haben, gehen Sie zum Augenarzt! Die Augenschule ist kein Mittel, bestehende Krankheiten zu behandeln.

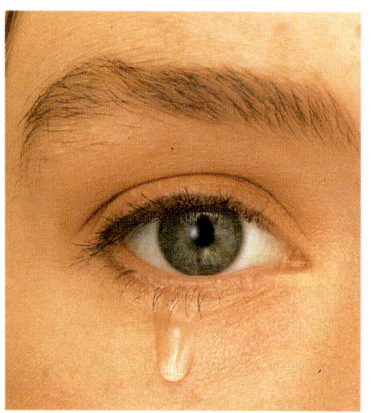

Augen spiegeln nicht nur seelische Empfindungen wider, sondern auch Krankheiten, die im Körper ablaufen.

Die moderne Augenmedizin beschränkt sich bei der Untersuchung und Darstellung des Sehvorgangs weitgehend auf den »optischen Apparat«, die beiden Augäpfel und die innere und äußere Augenmuskulatur.

Die ganzheitliche Augenschule

Die Augenschule beruht auf einer ganzheitlichen Sicht des Menschen, in der Körper, Geist und Seele als eine Einheit aufgefaßt werden.

Mit dem ganzen Körper sehen

Sehen ist ein Prozeß der Integration von Informationen aus der äußeren, physischen und der inneren, seelischen Welt. Schon Goethe wußte über das Auge: » ... in ihm spiegelt sich von außen die Welt, von innen der Mensch; die Totalität des Inneren und Äußeren wird durchs Auge vollendet.«
Am Vorgang des Sehens sind nicht nur die Augäpfel, sondern auch die sie umgebenden Muskeln, die Sehnerven und die visuellen Zentren des Gehirns beteiligt.

Nicht mit, sondern durch die Augen sehen

Die Energie des Lichts, das auf die Sehzellen der Netzhaut fällt, muß bis zu 100 000fach verstärkt werden. Dann erst entsteht ein Signal, das von den Neuronen des Gehirns als Nervenimpuls wahrgenommen wird. Die Kraft stellt unser gesamter Organismus bereit. Er transportiert sie in jedem Augenblick aus dem Körper heraus und zu den Augen hin: Sehkraft kommt also von innen. Nicht minder wichtig für die Sehkraft sind Quantität und Qualität des äußeren Lichts. Dennoch entscheidet vor allem die Art der Gefühle, mit der wir etwas visuell wahrnehmen, über die Sehkraft.

Das Wunder des Sehens

Der Sehvorgang gehört zu den komplexesten Vorgängen, zu denen unser Körper fähig ist.

Die optische Information gelangt mit Hilfe des Lichtes durch zwei kleine Öffnungen (die Pupillen) ins Innere von zwei dunklen Gehäusen (unsere Augäpfel). Die beiden Linsen, die jeweils von einem Ringmuskel umgeben und dadurch in ihrer optischen Brechkraft veränderlich sind, bündeln diese Informationen so, daß sie möglichst scharf (seitenverkehrt und kopfstehend) auf den beiden Sehgruben der Netzhäute abgebildet werden. Die äußeren Augenmuskeln sorgen durch blitzschnelle Bewegungen dafür, daß diese beiden sensiblen und hochauflösenden Sehgruben die Kontrastgrenzen der Netzhautbilder abtasten. Die erhaltenen Lichtimpulse werden verstärkt und mit bis zu 30 000 Impulsen pro Sekunde über die Sehnerven in die weiterverarbeitenden visuellen Zentren der beiden Großhirnhälften, des Zwischenhirns und des Kleinhirns geleitet.

Aus Nervenreizen werden Bilder

Der Vorgang des Bilderkennens geschieht offenbar in den beiden Großhirnhälften, wo die aus dem Abtasten gewonnenen Informationen wieder zusammengefügt werden, ähnlich wie ein Fernsehbild aus blitzschnell wechselnden Bildzeilen aufgebaut wird, nur noch viel komplexer: Das Gehirn entwickelt zusätzlich eine räumliche Wahrnehmung, indem die Informationen, die das linke und das rechte Auge jeweils enthalten, fortwährend miteinander verglichen und in Beziehung zueinander gesetzt werden.

Bewußtes Sehen ist jetzt entweder ein Wiedererkennen oder ein Neuerkennen. Unser individuelles Selbst hat die Wahl, entweder die erhaltenen Gesamtinformationen mit im Gedächtnis verfügbaren Erinnerungsbildern zu vergleichen und

Was »Sehen« ist und wie es geschieht, ist bis heute weitgehend ungeklärt. Aber die Wissenschaftler werden nicht ruhen, bis sie auch dieses Rätsel der Natur weitgehend gelöst haben.

11

Das Auge:
Hornhaut (1), Regenbogen-
haut (2), Linse (3), Lederhaut (4),
Aderhaut (5), Netzhaut (6),
gelber Fleck (7), Sehnerv (8),
blinder Fleck (9), Glaskörper (10),
Strahlenkörperzone (11),
Ziliarkörper (12), Bindehaut (13),
hintere Augenkammer (14),
vordere Augenkammer (15),
Pupille (16).

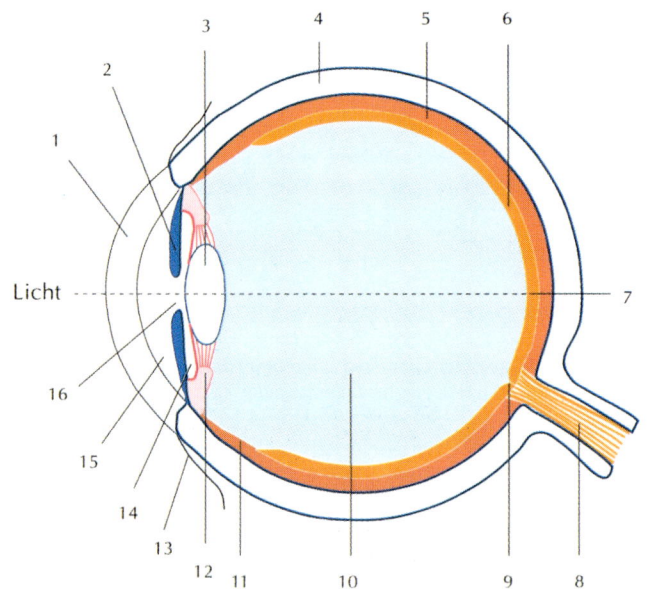

in ein vorhandenes, mehr oder weniger festgefügtes Weltbild einzuordnen oder aber, mit Hilfe der kreativen Phantasie und eines offenen Geistes, empfangsbereit für vollkommen neue, nie vorher gesehene Eindrücke zu sein. Die letztgenannte Art wird auch schauen genannt.

Aktivität des ganzen Organismus

Ganzheitlich betrachtet ist in den energetischen Anteil am Sehvorgang einerseits der ganze Körper mit einbezogen (beispielsweise durch die optimale Durchblutung und Entschlackung des Gesamtorganismus). Andererseits gehören zu dem Sehvorgang auch das Aufnehmen und das Ausdrücken von Gefühlen mit den Augen und durch die Augen und die Vernetzung mit allen anderen Sinnesempfindungen, die eine visuelle Wahrnehmung bereichern und ergänzen.
Durch die unterschiedliche Art des Interesses, die wir Seheindrücken entgegenbringen, sind wir in der Lage, diese zu verändern. Wir können unsere Seheindrücke auch steigern,

beispielsweise durch Freude an schönen Farben und ästhetischen Formen oder durch Mitgefühl. Deshalb spielt der Atemfluß eine große Rolle für diesen ganzheitlichen Aspekt des Sehvorgangs, weil er die Verbindung zu allen Empfindungen, Wahrnehmungen und Gefühlen herstellt, für die wir, während wir sehen, offen sind.

Verspannungen des Körpers wirken auf das Sehen

Für den Sehvorgang spielt die gesamte Körperhaltung eine wichtige Rolle. Verspannungen beispielsweise können auch die Sehfähigkeit beeinträchtigen:

● Ein verspannter Kiefer schränkt indirekt die Beweglichkeit der Augen ein: Ein wichtiger Nerv, der sogenannte Nervus oculomotorius, durch den vom Gehirn aus Impulse für die Augenbeweglichkeit gesendet werden, hat Äste in den Kiefer und in das obere Brust- und Halsrückenmark hinein.

● Ein verspannter Nacken beeinträchtigt die Durchblutung der Sehzentren im Gehirn sowie die der Augäpfel und der Augenmuskeln: Der Blutstrom wird vom Herz durch Adern innerhalb der Nackenmuskulatur in die Sehzentren am Hinterkopf und in Richtung der Augen geleitet. Eine verspannte Nackenmuskulatur schränkt die optimale Blutversorgung des Sehorganismus ein.

● Ein verspannter Rücken führt ebenfalls zur Einschränkung des Gesichtsfeldes und zu verminderter Augenbeweglichkeit: Nur eine harmonische Zusammenarbeit von Augen-, Nacken- und Rückenmuskeln ermöglicht einen frei beweglichen Blick.

● Angespannte Beine, Verspannungen im Becken und in der Wirbelsäule können leicht dazu führen, daß der Muskel- und Gleichgewichtssinn, der sogenannte kinästhetische Sinn, gestört wird. Die Folge: Man muß sich beim Gehen buchstäblich »mit den Augen in seiner Umgebung festhalten«, da die normale Körperbalance fehlt.

Weil sich in den Augen die Gesamtsituation des Organismus ausdrückt, kann man aus der Augendiagnose auch Rückschlüsse auf den ganzen Körper ziehen.

Ein Beispiel soll dies verdeutlichen: Ist Ihr Körper entspannt, können Sie auf unebenem Gelände laufen oder eine Treppe hinabsteigen und dabei gleichzeitig aufmerksam einen Vogel am Himmel beobachten. Ihre Füße finden ihren Weg von allein.

Ruht der Körper jedoch nicht in seiner eigenen Mitte, so neigt er beim Gehen dazu, sich mit den Augen in der Umgebung abzustützen und festzuhalten. Man muß dann den Blick dorthin richten, wohin man sich bewegen will, und darauf den Blick fixieren. Dies bedeutet eine enorme Einschränkung des Blickfeldes und eine zusätzliche Belastung für die Augen.

Der Spiegel der Seele

Viele Informationen über unsere Mitmenschen erhalten wir ganz ohne Worte – einfach über den Augenkontakt.

Die Augen sind der Spiegel der Seele, heißt es im Volksmund. Wie wahr dieses Sprichwort ist, können wir täglich im Umgang mit den Mitmenschen erfahren, spiegelt sich doch so manches Gefühl in unseren Augen wider, und wir können es aus den Augen der anderen ablesen. Wir sind fühlende und mitfühlende Wesen. Was und wie wir innerlich fühlen, beeinflußt unmittelbar auch die Qualität unseres Sehens. Von Natur aus kann der Mensch einen harten, fixierenden Blick oder einen weichen, nichtfixierend-offenen Blick zeigen. Bei Wut und Haß wird der harte, fixierende Blick zu beobachten sein, bei Liebe, Zärtlichkeit, Freude und Neugier dagegen ein weicher, nichtfixierend-offener Blick. Zuviel Gefühl im Blick, beispielsweise vor lauter Angst, unendlichem Schmerz oder auch bei totaler Verliebtheit, macht buchstäblich blind für die Wirklichkeit. Zuwenig Gefühl im Blick macht ihn unpersönlich, nichtssagend und seelenlos-leer.

Seelische Klarheit beim Sehen zu bewahren heißt, in jedem Augenblick neu entscheiden zu können, welches und wieviel Gefühl man in den Blick legt, mit welchen Gefühlen in der

Umgebung man sich verbindet und wovon man sich abgrenzt. Der Sehvorgang besitzt also auch eine seelische Verbindungs- und Abgrenzungsqualität. Die seelischen Qualitäten bilden zusammen mit der körperlich-optischen Funktion des Sehens eine untrennbare Einheit. Sie stellen die zwei Seiten eines lebendigen Sehvorgangs dar: Das seelische Geschehen kommt im Körper zur Erscheinung, ebenso wirken die körperlichen Bedingungen auf die Seele.

Der Geist erkennt

Wir sehen bzw. erkennen nur das, was wir bereits kennen. Ohne Interesse an dem, was das Auge sieht, bleibt der Blick leer. Erfahrungsgemäß ermüden Augen schneller, wenn keine geistige Anteilnahme am Gesehenen besteht. Die innere Einstellung, die bildhafte Erinnerungs- und Vorstellungsfähigkeit, die Erwartung dessen, was man gern sehen möchte – all das spielt eine wesentliche Rolle dabei, wie klar das tatsächlich wahrgenommene Bild vor dem geistigen Auge erscheint.

Unser Geist ist ständig mit Wahrnehmungsprozessen und Informationsverarbeitung beschäftigt – auch wenn uns davon kaum etwas bewußt wird.

Das eigene Sehen bewußt erleben

»Was für die menschliche Sehfähigkeit am schwierigsten zu sehen ist, ist das unendlich Ferne und das unendlich Nahe.« Diese Erkenntnis stammt von dem französischen Theologen und Evolutionsforscher Pierre Teilhard de Chardin. Sie weist darauf hin, daß nichts schwieriger zu sehen ist als die eigene Sehfähigkeit. Denn diese steht dem eigenen Sehen am allernächsten.

● Mit der folgenden Übung machen Sie sich in acht Schritten Ihr Sehen bewußt. Sie schulen damit Ihre Wahrnehmung für Ihre Augen. Üben Sie möglichst ungestört, nehmen Sie sich dafür etwa zehn Minuten Zeit.

Die Spiegelübung

Blicken Sie in einen Spiegel: Was nehmen Sie selbst von Ihrem eigenen Sehen wahr?

1

Sie sehen den von außen sichtbaren Teil Ihrer Augen:

- Den vorderen Teil Ihrer Augäpfel mit der Hornhaut, die durchsichtig wie ein Uhrglas sich vor den beiden ansonsten kugelförmigen Augäpfeln wölbt
- Die beiden weißlichen Augäpfel
- Die zwei Pupillenöffnungen als kreisrunde schwarze Löcher
- Darin die farbigen Irisringe, die Ihren Augen ihre spezifische Augenfarbe geben
- Die Augenbrauen, Augenlider und die Feuchtigkeit Ihrer Augen

Was sich hinter diesem sichtbaren Teil Ihres Sehorgans verbirgt – das Innere Ihrer Augen, die sie umgebenden Augenmuskeln, die Sehnerven, die visuellen Zentren Ihres Gehirns-, sehen Sie von außen nicht. Ihr Sehsinn ist wie ein Eisberg im Meer: Sie können nur etwa ein Siebtel seiner Gesamtmasse sehen. Sechs Siebtel bleiben unter der Meeresbzw. Augenoberfläche verborgen. Diese sechs Siebtel Ihres Sehsinns beherbergt Ihr Kopf.

2

Schauen Sie sich nun diesen sichtbaren Teil Ihres Sehsinns in seiner Tätigkeit genauer an:

- Ihre Augen bleiben beim Sehen nicht still stehen. Sie bewegen sich fortwährend, leicht, fließend, ruckhaft oder sprunghaft. Sie bewegen sich ununterbrochen. Sie können nicht anders, außer Sie halten sie mit Kraftanstrengung fest und starren sich dabei selbst an.
- Ihre Lider blinzeln leicht wie Federn oder wie Flügelschläge eines Schmetterlings oder aber müde und schwer wie Blei oder mit nervösem Zucken. Sie blinzeln ganz unwillkürlich, es sei denn, Sie reißen die Augen auf oder kneifen sie zusammen, um den Blick hinter den Lidern enger zu machen.

3

Sobald Sie den Lichteinfall im Spiegel verändern, weiten oder verengen sich Ihre Pupillenöffnungen unwillkürlich: blitzschnell bei wachem, lichtsensiblem Blick, langsam und zeitversetzt dagegen bei lichtträgem und lichtstarrem Blick.

4

Achten Sie nun auf den Zustand, auf die Verfassung Ihrer Augen: Sehen diese lebhaft oder erschöpft aus, stumpf oder leuchtend? Wirken Ihre Augen in sich zurückgezogen oder präsent, aufnahmebereit und nach außen gerichtet? Sind beide Augen gleich, oder erkennen Sie Unterschiede in ihrer Erscheinung?

5

Nehmen Sie nun den Ausdruck der Person, die sieht, in Ihren Augen, also von sich selbst, wahr. Sind diese Augen wirklich interessiert an dem, was sie sehen? Wird in dem Blick ein nach außen gerichtetes Interesse, eine geistige Anteilnahme, sichtbar oder eher Desinteresse?
Beschreiben Sie dieses Gefühl, z.B. als Traurigkeit, Freude, Schmerz, Wut, Liebe oder als Rückzug, als Schleier, hinter dem sich unbekannte Gefühlswelten verborgen halten können. Ist der Ausdruck in beiden Augen der gleiche, oder gibt es Unterschiede?

Die Spiegelübung

6

Stellen Sie einen bewußten Augenkontakt mit dem Spiegelbild Ihrer eigenen Augen her. Lassen Sie eine Begegnung im Blick stattfinden; dadurch wird sich das Spiegelbild Ihrer Augen verändern: Was aus dem Spiegel herausschaut, reagiert auf dieselbe Art und Weise, wie Sie in den Spiegel hineinschauen. Ihre Augen korrespondieren mit dem Inhalt der Informationen, die sie im Augenblick des Sehens aufnehmen. Blicken Sie Ihre Augen kritisch oder unzufrieden an, weil sie z. B. nicht so funktionieren, wie Sie es gern hätten, so werden sie sich vielleicht noch mehr vor Ihrem Blick zurückziehen.

7

Blicken Sie sich offen, neugierig und liebevoll in die Augen. Zeigen Sie Verständnis dafür, daß Ihre Augen vielleicht gerade im Streß sind. Nehmen Sie ihre Erschöpfung wahr, und seien Sie bereit, den Augen etwas Positives zu geben, beispielsweise wohltuende Entspannungsübungen. Sie werden sehen, wie Ihre Augen wieder weicher und offener werden und erwartungsvoll aussehen. Blicken Sie Ihre Augen mit Einfühlung, Verständnis und Wärme an. Es kommt dann vielleicht ein Zwiegespräch mit Ihren Augen zustande, in dem Sie etwas von der Einzigartigkeit Ihrer Augen wahrnehmen und erstaunt bemerken, wieviel Sie sich selbst zu sagen haben. Probieren Sie es ruhig aus!

8

Betrachten Sie die Augenschule als einen Weg hin zu einem lebendigen Sehen, das alle diese Aspekte Ihrer Sehfähigkeit mit einbezieht. Schauen Sie öfter, mindestens aber einmal täglich (am besten morgens im Bad) mit voller Bewußtheit in einen Spiegel. Seien Sie dafür offen, was Ihnen Ihre Augen von sich zeigen und offenbaren wollen: sowohl äußerlich wie auch in ihrem ganzen Ausdruck. Nehmen Sie Ihre Augen als einen lebendigen Teil von sich selbst wahr – und nicht nur als Hochleistungsorgane der Sehfunktion!

Gewöhnlich blicken wir aus unseren Augen nur heraus. Mit einem Spiegel können wir auch in sie hineinblicken und dabei etwas Neues von uns kennenlernen.

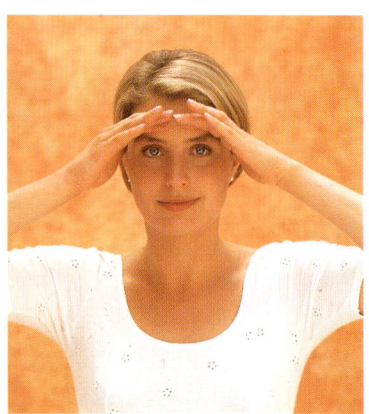

Mit den Übungen der Augenschule können Sie Ihre Sehkraft spürbar verbessern.

Die Beanspruchung der Augen ist heute in unserem Lebensalltag meist sehr einseitig. Deshalb sind Entspannung und Lockerung besonders wichtig.

Die Augenschule in fünf Lektionen

Lektion 1 – Augenentspannung

Nur entspannte Augen können geschult werden. Andernfalls verspannen sie sich durch das Üben unter Umständen nur noch mehr. Überanstrengte und erschöpfte Augen rufen oft Symptome von Sehstreß hervor, z.B. Augenbrennen, Druckgefühle in oder hinter den Augen, Kopfschmerzen, zuckende Lider, trockene Augen oder zeitweise verschwommenes und unklares Sehen. All dies sind häufig Zeichen chronisch angestrengten Sehens. Werden die Augen nicht gezielt entspannt und beruhigt, so können sie weiter in Mitleidenschaft gezogen und fehlsichtig werden.

Ohne Zwang und Druck

Die erste Lektion des Augenschulekurses beginnt deshalb mit einer Übung zur Lockerung der Augen (Klopfmassage) und einer Übung zur Lockerung des ganzen Körpers (Räkeln, Recken und Strecken, herzhaftes Gähnen). Wenn sich Ihre Augen dabei bis zum Tränenfluß befeuchten, ist das bereits ein gutes Zeichen beginnender Entspannung!

● Alle Übungen sollen leicht, fließend und spielerisch, nie ruckhaft und mechanisch ausgeführt werden. Sollte eine Übung schmerzhaft sein oder Schwierigkeiten bereiten, zwingen Sie sich nicht dazu, sie auszuführen. Beenden Sie eine Übung, sobald Sie Schmerzen verspüren oder sich unwohl fühlen, und machen Sie mit der nächsten Übung weiter.

Übung 1: Klopfmassage

Sie können diese Lockerungsübung in jeder bequemen Körperhaltung, also im Stehen, Sitzen oder im Liegen, durchführen. Nehmen Sie sich dafür ein bis fünf Minuten Zeit.

● Reiben Sie Ihre Handflächen aneinander. Lockern Sie Ihre Hände, indem Sie sie wie beim Waschen bewegen. Streifen Sie die Finger dann aus, als ob Sie Handschuhe ausziehen würden.

● Stellen Sie sich vor, daß sich alle Anstrengung beim Sehen, alle Müdigkeit und Erschöpfung der Augen wie eine Lehmkruste um Ihre Augäpfel herumgelegt hätten. Stellen Sie sich die Dicke, die Farbe und die Festigkeit dieser Lehmkruste gedanklich und bildlich vor.

● Klopfen Sie sanft mit Ihren Fingerkuppen rings um die Augen herum, auf dem Knochenrand der Augenhöhle, zwischen den Augen, also dort, wo eine Brille aufliegen würde, sowie seitlich an den Schläfen.

● Lockern Sie die Spannung im Kiefergelenk: Atmen Sie die Anspannung, die sich durch das Klopfen löst, durch den Mund mit einem leichten Seufzen aus. Gähnen Sie dabei ein paarmal herzhaft.

● Stellen Sie sich vor, wie die Lehmkruste der Verspannung rings um die Augen herum – auch seitlich und hinter den Augen – Risse bekommt und langsam abbröckelt.

● Weiten Sie die Klopfmassage auf die Stirn aus, dann auf die Kaumuskeln und schließlich auf den Hinterkopf, so als ob Sie das dort befindliche Sehzentrum des Gehirns aufwecken wollten.

● Beklopfen Sie eine Weile den Schädelansatz, den Übergang vom Hals in den Kopf und die Muskelstränge seitlich der Halswirbel. Fühlen Sie, wie sich dabei die ganze Anspannung löst.

● Zum Abschluß streichen Sie die beklopften Partien von der Körpermitte sanft nach außen aus.

Mit der Klopfmassage lockern Sie alle Muskeln, die Sie zum Sehen brauchen. Außerdem erreichen Sie eine Entspannung der Nacken- und Kiefermuskulatur. Dauer der Übung: 1 bis 20 Minuten.

Morgens gleich nach dem Aufwachen recken und strecken: Das bringt Ihren Kreislauf in Schwung und lockert Ihre Muskeln.

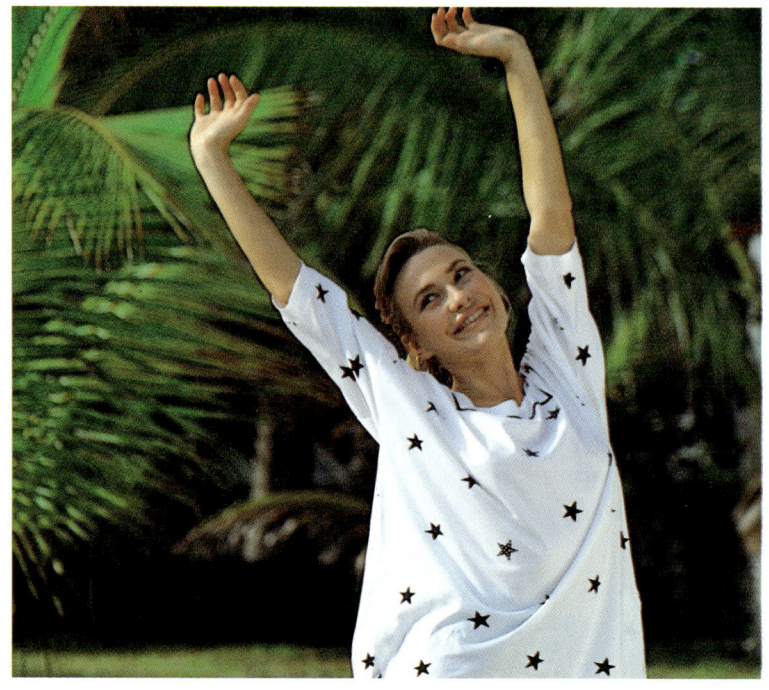

Übung 2: Recken und Strecken

Führen Sie diese Lockerungsübung des ganzen Körpers im Sitzen aus. Nehmen Sie sich dafür insgesamt ein bis fünf Minuten Zeit.

TIP
Führen Sie die nebenstehende Übung regelmäßig jeden Morgen ein bis fünf Minuten lang durch.

● Räkeln Sie sich, und gähnen Sie ungehemmt. Strecken Sie Ihre Beine aus, und halten Sie sie etwas in die Höhe gestreckt.
● Strecken Sie die linke Hand mit ausgestreckten Fingern zur Decke, so als ob Sie diese mit den Fingerspitzen berühren wollten. Spüren Sie, wie die Rippenbögen auf der linken Körperseite sich auffächern.
● Führen Sie dabei Greifbewegungen mit der ausgestreckten Hand aus, und blicken Sie abwechselnd auf Ihre Nasenspitze, Ihre greifende Hand und zur Decke.

• Verknautschen und verziehen Sie spielerisch Ihr Gesicht – trauen Sie sich ruhig, es sieht Sie keiner! Spüren Sie die Dehnung Ihrer Augenmuskeln und im Nacken. Machen Sie beispielsweise ein Clowngesicht oder die Yogaübung »Der Löwe«.

• Wiederholen Sie nun die ganze Übung mit der rechten Hand zur anderen Seite hin.

• Entspannen Sie sich.

Übung 3: Abschirmen

Diese Übung ist eine sehr einfache und wirkungsvolle Entspannungsübung für die Augen. Sie wird auch optisches Fasten oder Palming genannt (englisch: palm = die Handfläche). In den dreißiger Jahren wurde sie erstmals von dem amerikanischen Augenarzt Dr. William Bates empfohlen.

Das Abschirmen oder Palming hat den Sinn, die Augen möglichst vollständig von allen äußeren optischen Eindrücken abzudecken und sie in Dunkelheit einzuhüllen. Nur vollkommen entspannte Augen sehen bei geschlossenen und zusätzlich mit Handflächen abgedeckten Augen eine tiefschwarze Nacht.

Optisches Rauschen bei Streß

Angestrengte Augen hingegen sehen unter aufgelegten Handflächen ein Flimmern – vergleichbar dem nach Sendeschluß beim Fernsehen –, ein Blitzen, Muster, Farben oder Bewegungen bzw. haben einen diffusen Graueindruck. Selbst geistige Unruhe spiegelt sich unter den Handflächen in einem sichtbaren optischen Rauschen, einer nicht vollkommenen Dunkelheit.

Deshalb ist diese Übung auch ein Gradmesser für den geistigen Entspannungszustand der eigenen Sehfähigkeit: Der Übergang vom Flimmergrauzustand zum Tiefschwarzzu-

Die Abschirmübung sollten Sie sich gut merken. Sie bildet den Abschluß vieler anderer Übungen, die Sie im Verlauf dieser Augenschule kennenlernen werden. Dauer der Übung: 1 bis 20 Minuten.

stand beim Abschirmen der geschlossenen Augen mit den Handflächen spiegelt den Übergang von einem aktiven, sehbereiten Zustand zum vollkommen entspannten Ruhezustand der Augen wider.

Die Schwarzempfindung selbst ist nur in Ihren Augen möglich. Das Gefühl, das von dieser Dunkelheit ausstrahlt, kann das einer tiefen, geistigen Ruhe, einer wohltuenden Gedankenleere, eines Eintauchens in ein tiefes inneres Zentrum sein, in dem Sie geborgen sind, in dem Sie sich ohne bewußtes Zutun sammeln und aus dem Ihnen Kraft zuströmt. Dies kann eine zutiefst entspannende und beglückende Erfahrung sein. Sie sollten die Abschirmübung so oft wie möglich durchführen.

Ein einfaches Biofeedback

Entspannen kann man nicht auf Knopfdruck. Doch gibt es hilfreiche Techniken, mit denen Sie leicht in Entspannung kommen können.

Das Abschirmen ist eine verblüffend einfache Form der biologischen Rückkopplung, des Biofeedback. Bei den heutzutage in der Forschung oder im Leistungssport üblichen Methoden des Biofeedback werden mit meist kostspieligen Apparaten Körpersignale in akustische und/oder optische Signale umgewandelt und diese von außen wieder durch die Sinne aufgenommen.

Das Abschirmen der Augen als Biofeedback-Methode steht Ihnen ohne jeden technischen Aufwand jederzeit kostenlos zur Verfügung. Mit der Übung des Abschirmens haben Sie selbst die Möglichkeit, zu jeder Tages- und Nachtzeit den Grad der Anspannung oder Entspannung Ihres Sehens zu erfahren.

─── Diese Übung können Sie durchführen ───

- Während einer Arbeitspause
- Nach dem Mittagessen
- In der Badewanne
- Vor dem Einschlafen

Sie können mit dieser Übung Ihre Augen bewußt tief entspannen. Nach einer solchen Phase des Nichtsehens und Nichtstuns in absoluter Dunkelheit sind die visuellen Eindrücke häufig überraschend klar: Die Farben und Kontraste wirken lebhafter, das gesamte Gesichtsfeld erscheint klarer – wie die Luft nach einem erfrischenden Regenguß.
Sie werden einen deutlichen Unterschied in der Qualität Ihrer Dunkelempfindung unter den Handflächen feststellen, wenn Sie das Abschirmen regelmäßig, vor allem während und nach Phasen angestrengten Sehens, einige Minuten lang praktizieren.

So geht das Abschirmen

Führen Sie die Entspannungsübung wahlweise im Sitzen oder im Liegen durch. Nehmen Sie sich dafür 1 bis 20 Minuten Zeit.

● Nehmen Sie eine bequeme Haltung ein, in der Ihre Atmung nicht beengt wird. Ihr Atem soll frei und entspannt fließen.
● Reiben Sie Ihre Handflächen aneinander, so daß sich Ihre Hände erwärmen und mit Energie aufladen. Die warmen, entspannten Hände eines Menschen strahlen heilsame, negativ geladene Ionen ab, die belebend wirken. Die Energie der auf diese Weise aufgeladenen Handflächen kann durch die geschlossenen Lider hindurch von den Augen unmittelbar aufgenommen werden.
● Schließen Sie Ihre Augen. Legen Sie die Handflächen sanft über die geschlossenen Augen, so daß Ihre Finger sich auf der Stirn überkreuzen und die Handballen auf den Wangenknochen aufliegen. Die Handflächen bilden kleine Kuppeln über den geschlossenen Augen. Die Mitte der Handfläche liegt jeweils über einer Pupille, ohne dabei Druck auszuüben. Es soll kein Licht mehr einfallen.

Das achtsame Ein- und Ausatmen spielt bei nahezu allen Übungen eine wichtige Rolle. Es hilft, zu entspannen und Kontakt mit dem Körper aufzunehmen.

Die Übungen der Augenschule sind sowohl für Normalsichtige als auch für Fehlsichtige geeignet. Kontaktlinsenträger sollten allerdings ihre Linsen vor Übungsbeginn herausnehmen.

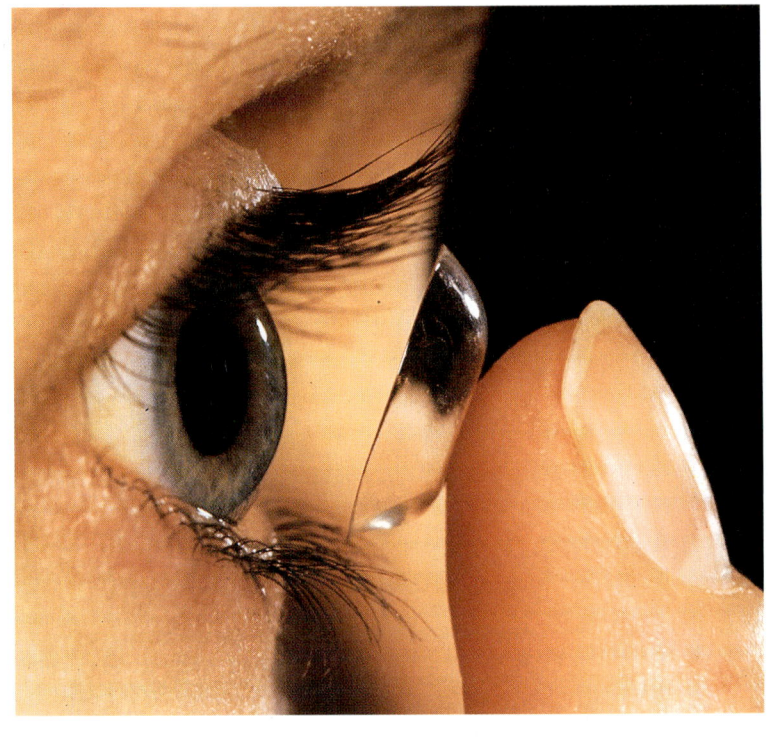

TIP
Laut seufzen und gähnen entspannt Ihren ganzen Körper auf einfache, aber nachhaltige Weise.

● Wenn Sie sitzen, stützen Sie die Ellenbogen auf einem Tisch oder auf den Knien ab. Im Liegen kann ein dickes Kissen unter den Ellenbogen zu einer bequemeren Haltung der Hände beitragen.

● Entspannen Sie den ganzen Körper, auch hörbar mit ein paar Seufzern. Erlauben Sie Ihren Augäpfeln, in die geschlossenen Lider hineinzusinken – wie in Hängematten, wenn Ihr Kopf vornüberhängt – oder in die Fettpölsterchen in den Augenhöhlen hinein, wie in ein Kissen, wenn Sie auf dem Rücken liegen.

● Nehmen Sie wahr, was unter den geschlossenen Lidern in der Dunkelheit geschieht: Ist da ein Flimmern? Tauchen Blitze, Nebel oder Muster auf? Ist die Dunkelheit überall gleich, oder bewegt sie sich? Ist sie an manchen Stellen tiefer schwarz?

● Atmen Sie weiter entspannt ein und aus. Lassen Sie beim Ausatmen alle Gedanken, alle Empfindungen und alle Flimmererscheinungen in die Dunkelheit hineinziehen, bis sie sich im Unendlichen auflösen.

● Nehmen Sie mit dem Einatmen die Wärme, den Schutz, die Berührung Ihrer Hände durch die geschlossenen Lider hindurch mit auf, zu den Augäpfeln hin, wie bei einer Massage.

● Versenken Sie sich ganz in diesen Vorgang, mindestens 10 bis 20 Atemzüge lang. Beim Ausatmen schauen Sie zu, wie Flimmern, Blitze, Zuckungen, Muster, Nebel in die Dunkelheit hineinziehen und sich auflösen. Mit dem Einatmen lassen Sie die Energie Ihrer Hände in die Augenhöhlen hineinströmen und diese sich allmählich wie Badewannen auffüllen.

● Halten Sie die Augen weiter geschlossen. Beenden Sie die Übung, indem Sie die Handflächen von den Augen lösen und diese zunächst mit geschlossenen Lidern wieder mit dem Licht vertraut machen.

● Recken und strecken Sie sich, als ob Sie einen Moment geschlafen hätten. Schauen Sie sich blinzelnd um: Wirken Ihre Augen entspannter und erfrischter beim Sehen? Nehmen Sie äußere Eindrücke wieder interessierter wahr? Hat sich Ihr Sehempfinden irgendwie verändert?

Das Abschirmen ist eine wohltuende Übung ohne Hilfsmittel, die Sie überall durchführen können. Erinnern Sie sich öfter einmal daran!

Wichtige Hinweise für Brillen- bzw. Kontaktlinsenträger

● Brillenträger sollten vor der Abschirmübung die Brille abnehmen. Kontaktlinsenträger sollten vorher die Kontaktlinsen herausnehmen.

● Lockern Sie vor Übungsbeginn Ihre Augenpartie durch eine kurze Klopfmassage mit den Fingerkuppen (siehe Übung 1, Seite 19).

● Blicken Sie vor und nach der Übung ein wenig ohne Korrekturgläser umher. Vergleichen Sie Ihren Seheindruck vorher und nachher.

Lektion 2 – Belebung und Stärkung der Sehkraft

Die Augen als Sonnenlichtorgane

Die menschlichen Augen haben sich im Lauf der Evolution als Reaktion auf das Sonnenlicht gebildet. Sie beziehen ihre Leistungsfähigkeit aus der optimalen Anpassung an das Spektrum des Sonnenlichts.

Das durch die Augen aufgenommene Licht wird nicht nur für den Sehvorgang selbst benötigt, sondern auch zu einem erheblichen Teil direkt aus der Netzhaut an das Rückenmark sowie an die Zirbeldrüse und die Hypophyse (Hirnanhangsdrüse) im Gehirn weitergeleitet und dort zur Hormonbildung benutzt. Auch tief im Zentrum des Gehirns befinden sich Zellen, die auf die Licht- und Farbinformationen der Sonne eingestimmt sind. Diese Zellen empfinden sogar Lichtwellenlängen, die über das sichtbare Spektrum, von Infrarot bis Ultraviolett, hinausgehen.

Sonnenlicht und Farben wirken intensiv auf unser Unterbewußtsein ein. Dadurch ist ihr Einfluß auf unser Befinden – und damit auch auf unsere Gesundheit – enorm.

Steuerfunktionen des Tageslichts

Neuere medizinische Forschungen gehen davon aus, daß die Feinabstimmung unseres Biorhythmus, unser Wach- und Müdigkeitsempfinden, Gefühle von Streß und Ausgeglichenheit sowie unser Immunsystem über das Sonnenlicht gesteuert werden.

Natürliches Tageslicht wirkt von Sonnenaufgang bis Sonnenuntergang wie eine natürliche Farbtherapie:

● Am Morgen vor Sonnenaufgang stimuliert bereits das unsichtbare Infrarotlicht die Zirbeldrüse und bereitet unser Verdauungssystem auf Nahrungsaufnahme vor.

● Bei Sonnenaufgang wirken die Rot- und Orangeanteile des Lichts belebend und aktivierend.

● Abends bei Sonnenuntergang entspannen und beruhigen die Blauviolett- und Nachtblauanteile. Die UV-A- und UV-B-Anteile des Sonnenlichtspektrums kräftigen das Immunsystem und fördern die Selbstheilungskräfte des Organismus. Sie stimulieren die Fähigkeit zur sogenannten Photoreparatur der Zellen, d.h., die Zellen können sich durch das Licht selbst heilen.

Kunstlicht hat in den meisten Fällen nicht die gleiche Qualität wie Sonnenlicht, vor allem nicht die harmonische Vielfalt und den Rhythmus des Wechsels in den Farbanteilen. In der spektralen Zusammensetzung seiner Farbanteile ist Kunstlicht immer gleichbleibend. Dadurch geraten die lichtsensiblen Zellen der Netzhaut und des Gehirns in ein statisches Gleichgewicht. Dies kann auf Dauer zu einer Lichtstarre, zu Lichtüber- oder -unterempfindlichkeit führen. Die natürliche Anpassungsfähigkeit der Augen an das gesamte Spektrum des Sonnenlichts kann verlorengehen. Als Folge dieses Verlustes treten zunehmend folgende Symptome auf: Blendempfindlichkeit, Anpassungsschwierigkeiten an Sonnen- bzw. Dämmerlicht, Nachtblindheit, nachlassende Sehkraft, hormonelle Störungen, starke Müdigkeitsgefühle und die sogenannte Winterdepression.
Die Übung »Sonnenlichtbaden« kann die dynamische Anpassungsfähigkeit aller lichtempfindlichen Zellen in der Netzhaut und im Gehirn wiederherstellen und optimieren helfen. Sie soll die natürliche Sehkraft der Augen wiederbeleben und stärken. Jede Art von Blendung ist dabei sorgfältig zu vermeiden.

Übung 1: Sonnenlichtbaden

Führen Sie zuerst die beiden Lockerungsübungen aus Lektion 1, »Klopfmassage« (siehe Seite 19) und »Recken und Strecken« (siehe Seite 20), durch. Baden Sie Ihre Augen im

Ein nachahmenswertes Beispiel für einen sinnvollen Umgang mit Sonnenlicht findet sich in Japan: Hier hat man damit begonnen, Sonnenlicht durch verstellbare Spiegel in Wohn- und Arbeitsräume zu leiten.

Sonnenlichtbaden ohne Blendung

- **Wählen Sie für diese Übung nach Möglichkeit die milde Morgen-, Nachmittags- oder Abendsonne. Vermeiden Sie grelle Mittagssonne.**
- **Schließen Sie die Augen! Die geschlossenen Lider beim Lichtbaden sind der beste Schutz Ihrer Augen vor Blendung.**

Sonnenlicht grundsätzlich mit geschlossenen Augenlidern, ohne Sonnenbrille und ohne Gläser oder Kontaktlinsen. Diese würden nur wieder Anteile des Sonnenlichtspektrums herausfiltern.

WICHTIG
Bevor Sie mit der Übung »Sonnenlichtbaden« beginnen, lesen Sie bitte die Hinweise zur Durchführung in obenstehendem Kasten. Dauer der Übung: Fünf bis zehn Minuten.

● Richten Sie Ihr Gesicht mit geschlossenen Lidern zur Sonne hin aus. Entspannen Sie sich, und empfinden Sie die angenehme Wärme des Lichts auf Ihrem Gesicht.

● Drehen Sie den Kopf etwa eine Minute lang sanft von links nach rechts, und verteilen Sie so das Licht gleichmäßig in Ihren Augen.

● Achten Sie auf einander entgegengesetzte Bewegungen: Wenn Sie den Kopf nach links von der Sonne wegdrehen, wandert die Lichtempfindung im Auge nach rechts, also entgegengesetzt der Kopfbewegung; drehen Sie den Kopf nach rechts, wandert die Lichtempfindung im Auge nach links.

● Während Sie den Kopf zum Licht hin- und vom Licht wegbewegen, achten Sie unter den geschlossenen Lidern auf einen deutlich wahrnehmbaren Kontrast von hell und dunkel.

● Heben und senken Sie nun etwa eine Minute lang den Kopf auf und ab.

● Während Sie Ihre Augen weiterhin geschlossen halten, kreisen Sie nun mit Ihrer Nasenspitze ebenfalls etwa eine Minute lang um den Lichtschein herum: zunächst spiralförmig nach innen bis zum Zentrum im Uhrzeigersinn, dann entgegengesetzt zum Uhrzeigersinn die Spirale bis zum größtmöglichen Kreis öffnen.

- Anschließend verteilen Sie etwa eine Minute lang mit beliebigen Bewegungen des Kopfes (z.B. Schlangenlinien, Kurven oder Schleifen) das Licht unter den geschlossenen Lidern überallhin. Jedes Ihrer Augen hat etwa 125 Millionen lichthungrige Sehzellen, die alle etwas Licht abbekommen wollen.
- Abschließend schirmen Sie die Augen mit den Handflächen ab und baden sie dunkel.

Übung 2: Lichtwiese

Im Anschluß an das Lichtbaden bietet sich diese Visualisierungsübung an, die während des Abschirmens und in entsprechender Dauer durchgeführt werden kann.

- Bitten Sie eine Partnerin oder einen Partner, Ihnen den umseitigen Wortlaut der Phantasiereise in die Welt Ihrer Sehzellen vorzulesen oder auf Band zu sprechen. Sie können den Text auch mit Ihrer eigenen Stimme auf Band aufnehmen. Sprechen Sie mit ruhiger Stimme. Wählen Sie als Anrede »Du« oder »Sie«, wie Sie es als angenehm empfinden.
- Nehmen Sie eine bequeme Haltung zum Abschirmen ein – z.B. im Liegen mit einem Kissen unter den Ellenbogen. Entspannen Sie sich in dieser Position.
- Geben Sie sich keine Mühe, innere Bilder sehen zu wollen. Es ist vollkommen in Ordnung, wenn Sie nur Dunkelheit sehen und dem Gehörten nur gedanklich oder mit anderen Sinnen folgen. Innere Bilder kann man nicht erzwingen. Sie entstehen aus der Entspannung heraus oder eben auch nicht. Tauchen beispielsweise vollkommen andere Bilder als die angeleiteten spontan auf, nehmen Sie sie an. Fühlen Sie sich frei, den vorgegebenen Text auszuschmücken oder nach Ihrer Phantasie abzuwandeln.
- Lassen Sie einfach einmal geschehen, was ohne bestimmte Absicht geschehen will.

Wenn Sie den Text »Phantasiereise – die Lichtwiese« (siehe Kasten Seite 30 und 31) auf Tonband oder Kassette sprechen, können Sie die Phantasiereise in die Welt der Sehzellen auch anderen zum Üben anbieten.

Phantasiereise – die Lichtwiese

Während einer Phantasiereise brauchen Sie nichts zu machen – einfach nur entspannen und geschehen lassen.

Legen Sie sich auf den Rücken, und entspannen Sie sich. Ihre Hände schirmen Ihre Augen nun von allen äußeren Eindrücken ab. Ihre Augen fühlen sich vollkommen geborgen unter Ihren Handflächen. Ihre Hände sind so weich, als würden Sie Federflaum halten.

Mit jedem Ausatmen zieht alle Anspannung, die sich beim Lichtbaden in Ihren Sehzellen gelöst hat, in die Dunkelheit hinein und löst sich dort auf.

Mit jedem Einatmen lassen Sie von Ihren Handflächen her eine sanfte Berührung und ein beschützendes Gefühl zu Ihren Augen hinfließen.

Stellen Sie sich eine nahezu halbkugelförmige Talsenke vor, die an ihrem Boden mit grünem Gras und bunten Blumen bewachsen ist. Wie der Boden diese Talsenke bedeckt, so kleidet Ihre Netzhaut das Innere Ihrer beiden Augäpfel aus.

Versetzen Sie sich mit allen Ihren Sinnen und Ihrem ganzen Körper ganz in diese Wiese in der halbkugelförmigen Talsenke hinein.

Sie gehen jetzt im grünen, saftigen Gras am Boden der Talsenke spazieren. Der blaue Himmel wölbt sich hoch über dem kreisrunden Rand des Talkessels. Beim Gehen fühlen Sie den weichen Grasboden unter Ihren Füßen und spüren die Wärme und Kraft des Sonnenlichtes, das von oben auf Ihre Haut herabstrahlt. Jeder Grashalm auf der Wiese entspricht einer lichtempfindlichen (Hell-Dunkel-)Stäbchensehzelle in Ihrer Netzhaut, jede farbige Blüte in der Wiese entspricht einer farbempfindlichen Zapfensehzelle.

Gehen Sie nun zur Mitte der Talsenke, wo sich entsprechend der Anordnung der Zapfen in der Netzhaut nur Blumen befinden. Diese wachsen in einem kreisrunden Krater, der wie ein kleiner Mondkrater aussieht und einen Durchmesser von einigen Metern hat. Hier befinden sich schier unendlich viele Blüten, es sind schätzungsweise fünf

Phantasiereise – die Lichtwiese

bis sieben Millionen in den Farben Grün, Blau und Rot. Sie entsprechen den drei Zapfenarten, aus deren Signalen im Gehirn alle Farben erkannt werden.

In diesem kreisrunden Blütenkrater wächst kein einziger Grashalm. Zum Rand des Talkessels hin wachsen dagegen immer weniger Blumen, hoch oben am Rand wächst fast nur noch grünes Gras. Gehen Sie nun eine Weile in diesem lichtdurchfluteten, sonnenbeschienenen Talkessel spazieren. Genießen Sie den Anblick des saftigen Grases, der strahlenden Farben des Blütenkraters in der Mitte und der eingesprenkelten Blüten im ganzen Tal.

Stellen Sie sich vor, wie die bunten Blüten sich dem Sonnenlicht immer weiter öffnen und wie die Grashalme sich den Lichtstrahlen entgegenstrecken.

Fühlen Sie, wie jede Zelle Ihrer Haut die wohltuende Wärme und Energie, die die Sonne abstrahlt, aufsaugt. Fühlen Sie, wie Ihr ganzer Körper mehr und mehr mit Licht durchflutet wird, wie es in alle Zellen Ihres Körpers hineinfließt.

Spüren Sie, wie auch Ihre Augen das Licht, das von den Blüten und Gräsern auf dem Talboden reflektiert wird, trinken. Sehen Sie, wie das ganze Tal und der Himmel über dem Tal lichtdurchflutet sind. Fühlen Sie, wie Ihr darin spazierender Körper sich mit der sanft vibrierenden Energie wie eine Batterie auflädt.

Lassen Sie noch einmal Ihren Blick über das Blüten- und Gräsermeer schweifen, dann verabschieden Sie sich allmählich von diesem Ort. Nach jedem (Sonnen-)Lichtbaden Ihrer Augen können Sie sich mit Hilfe Ihrer Vorstellungskraft wieder auf diese Lichtwiese versetzen. Kehren Sie nun langsam von Ihrer Phantasiereise wieder in Ihre äußere Umgebung zurück. Lösen Sie die Hände von den Augen, recken und strecken Sie sich. Sehen Sie sich um, wie die Welt um Sie herum mit neuer Sehkraft ausschaut.

Es ist auch interessant, diese Übung mehrmals zu machen. Sie werden jedesmal neue Eindrücke gewinnen.

Blicken Sie entspannt – ohne Brille – auf die rote Fläche. Beim Einatmen weiten Sie die Augen, beim Ausatmen entspannen Sie sie wieder. Die Farbfläche nicht anstarren, Ihr Blick soll sich in der Farbe bewegen. Stellen Sie sich vor, das Rot durch die Augen zu trinken.

Übung 3: Farbenbaden

Mit dieser Übung können Sie eine erstaunliche Fähigkeit Ihrer Sehzellen und Ihres Gehirns kennenlernen: Ihr visuelles Gehirn, also Ihre Vorstellungen produzieren Farben, und Ihre Augen strahlen diese Farben aus! Dabei regeneriert und steigert sich Ihre Sehkraft.

● Die Übung »Farbenbaden« der Augen basiert auf einer Anregung von Rudolf Steiner, dem Begründer der Anthroposophie. Die Heilkraft der Farben ist schon von alters her bekannt. Die alten Ägypter beispielsweise strichen zu Heilzwecken bestimmte Räume im Tempel in bestimmten Farben. Der Kranke wurde je nach Diagnose in einen dieser Räume gelegt und hielt dort seinen Tempelheilschlaf. Die heilende Wirkung der Farbe sollte sich während des Gesundschlafens auf den Kranken übertragen und dessen Selbstheilungskraft stärken.

In der Weltanschauung der Anthroposophie spielt die Symbolkraft der Farben eine bedeutende Rolle. Viele Beobachtungen von Rudolf Steiner wurden durch psychologische Experimente bestätigt.

● Rudolf Steiner, der um dieses alte Heilwissen wußte, empfahl, abwechselnd eine rote Fläche, dann eine leere, graue Fläche und anschließend eine blaue Fläche anzuschauen. Die Farbe Rot rege die Durchblutung der Augen an, die Farbe Blau die Entschlackung.

● Durch wissenschaftliche Untersuchungen wissen wir heute, daß das tatsächlich stimmt. Das Farbenbaden besteht aus drei Übungsteilen, die aufeinander bezogen sind und in einer zusammenhängenden Folge nacheinander durchgeführt werden sollen.

● Nehmen Sie sich für die ganze Übung etwa 10 bis 15 Minuten Zeit, und üben Sie ein- bis zweimal täglich, in Streßphasen ruhig auch öfter.

Teil 1: Rotbaden

● Setzen Sie sich entspannt und bequem hin. Lockern Sie Nacken und Schultern, und atmen Sie ganz ruhig und gleichmäßig ohne Anstrengung.

Blicken Sie nach zwei bis drei Minuten Rotbaden auf die graue Farbfläche. Sie werden auf der Leerfläche ein grünliches bis bläuliches Quadrat sehen. Blicken Sie so lange auf der grauen Fläche umher, bis Sie nur noch graue Farbe und kein Nachbild mehr sehen.

● Halten Sie die Tafel mit dem roten Quadrat (siehe Seite 32) in bequemem Abstand mit beiden Händen etwa 45 Grad schräg aufgerichtet vor sich. Blicken Sie ohne Sehhilfe entspannt in die rote Fläche. Ihre Nasenspitze zeigt dabei in die Mitte der Farbfläche.

● Mit dem Einatmen weiten Sie die Augen, als ob Sie Platz machen wollten, damit die Farbe auch wirklich zu allen Sehzellen in Ihren Augen gelangt. Beim Ausatmen entspannen Sie sie wieder.

● Lassen Sie auf diese Weise das Rot zwei bis drei Minuten lang auf Ihre Augen einwirken. Ihr Blick soll die Farbfläche nicht anstarren, sondern sich in der Farbe bewegen, so ungefähr, als ob er in ein mit roter Flüssigkeit gefülltes Gefäß eintaucht.

● Stellen Sie sich vor, Rot durch Ihre Augen zu trinken: Es füllt Ihre Augäpfel, fließt in Ihre Sehbahnen, bis in Ihren Hinterkopf, in Ihren Körper hinein, bis in die Fußsohlen hinunter.

Das Rotbaden sollte, mit achtsamem Atem und bequemer Entspannung, etwa zwei bis drei Minuten andauern. Lassen Sie weiter Ihre Schultern und Ihren Nacken locker, und bleiben Sie in angenehmer Haltung sitzen. Lösen Sie sich nun von der Farbe Rot, und wenden Sie sich dann der nächsten Übung zu.

Teil 2: Graubaden

● Blicken Sie nun auf die nebenstehende graue Leerfläche. Was sehen Sie? Viele sind überrascht, wenn sie auf der Leerfläche das Quadrat in der Komplementärfarbe, ein grünliches bis bläuliches Türkis, erblicken!

● Blicken Sie so lange auf der grauen Fläche umher, bis nur noch die Druckfarbe Grau zu sehen ist und kein inneres Leuchten mehr erscheint. Aber lassen Sie sich Zeit, denn das kann eine Weile dauern.

Welche Farbe Sie nach dem Rotbaden auf dem Grau wahrnehmen, ist keineswegs zufällig. Nach der Farbenlehre ist jeder Lichtfarbe eine bestimmte Komplementärfarbe zugeordnet. Sie können dies auch einmal mit anderen Farben erforschen.

Blicken Sie in die blaue Fläche. Tauchen Sie richtig in die Farbe ein. Saugen Sie die Farbe beim Einatmen auf wie beim Rotbaden. Entspannen Sie die Augen nach zwei bis drei Minuten wieder auf der grauen Fläche, so lange, bis Sie kein Nachbild mehr sehen.

Teil 3: Blaubaden

- Blicken Sie nun in die nebenstehende blaue Fläche. Tauchen Sie mit dem Blick in die Farbe Blau wie in ein mit Blaubeersaft gefülltes Gefäß ein.
- Saugen Sie mit den Augen beim Einatmen die Farbe Blau in der gleichen Weise ein wie zuvor die Farbe Rot. Vergessen Sie nicht, beim Einatmen Ihre Augen zu weiten!
- Entspannen Sie die Augen nach zwei bis drei Minuten wieder auf der grauen Fläche. Vielleicht sind Sie nun nicht mehr ganz so überrascht, wenn Sie ein orangefarbenes Nachbild sehen.
- Schirmen Sie Ihre Augen mit Ihren Handflächen eine Minute lang ab. Anschließend vergleichen Sie Ihren Farbeindruck: Wie wirken die Farben um Sie herum nun ohne Sehhilfe? Etwas lebendiger und kontrastreicher? Setzen Sie Ihre Brille auf oder Ihre Kontaktlinsen in die Augen. Haben Sie das Gefühl, Sie sehen jetzt ebenfalls anders? Und wie?

Was bewirkt das Farbenbaden?

Beim Sehen von Grau befinden sich die Sehzellen in einem Gleichgewichtszustand: Gleich viele Sehzellen geben Energie ab und nehmen Energie auf. Sie feuern, wie die Sehforscher das nennen, und regenerieren sich wieder. Dies ist der neutrale, sehbereite Zustand der Netzhaut.

Beim Sehen einer Farbe geraten die Sehzellen aus diesem inneren Gleichgewicht. Wenn Sie beispielsweise Rot erblicken, finden zunächst in den farbsensiblen Zapfen der Netzhaut eine Erregung durch die Rotschwingung und eine Verstärkung dieser Erregung um das Zigtausendfache bis zur Stärke eines Nervensignals statt. Dieses Signal wird an das Gehirn gesandt und löst dabei eine Erschöpfung der Sehzellen, die Rot erblickt haben, aus. Wenn Ihre Augen nun im nächsten Augenblick erneut empfänglich für einen anderen Farbeindruck, beispielsweise den einer blauen Fläche,

WICHTIG

Sie können das Farbenbaden in der beschriebenen Weise beliebig oft durchführen. Die Übung ist selbstregulativ; das bedeutet, Phasen von Anspannung und Entspannung der Sehzellen balancieren sich gegenseitig.

sein sollen, müssen sich die Farbsehzellen blitzschnell regenerieren, d.h., sie müssen wieder einen neuen, sehbereiten Ausgangszustand herstellen. Das ist der neutrale Grauzustand der Netzhaut.

Nehmen Sie ein vergleichbares Bild: Bei einer Weinprobe ißt ein Weinkenner nach dem Verkosten eines Weines ein Stückchen Weißbrot, um die Geschmackszellen zu neutralisieren, damit sie wieder empfänglich für eine neue Geschmacksnuance sind.

Das Farbenbaden regeneriert die Aktivität der Sehzellen. Die Übung erneuert den Farbstoff der Sehzellen. Sie fördert die Durchblutung und Entschlackung der Augen.

● Machen Sie hierzu ein kleines Experiment mit Wasserfarben: Wenn Sie Rot mit der Komplementärfarbe Türkisgrün mischen, entsteht eine unbunte, graue Nichtfarbe.
● Wenn das Gehirn also nach dem Sehen von Rot eine Farbinformation von Türkisgrün an die Sehzellen, die Rot gesehen haben, blitzschnell zurücksendet, ist der farbneutrale Grauzustand wiederhergestellt.

Die innere Farbenproduktion

Diese Farbinformation wird durch die Sehbahn vom Gehirn in die Netzhaut zurückgeschickt. Wenn Augen und Geist entspannt sind, erscheint sie wie von einem Diaprojektor hinausprojiziert auf der Leerfläche. Diese inneren Farben, die unser Sehsinn selbst produziert, gehören zu den schönsten Farben. Während das Gehirn diese inneren Farben ins Auge projiziert, zeigen die Gehirnströme Alpha-Wellen an: einen Zustand erhöhten Wachseins und geistiger Entspannung. Das Farben- und Gegenfarbensehen entspricht einem geistigen und seelischen Aufnehmen und Loslassen. Menschen, die optisch und geistig sehr angespannt sind, fällt es nicht so leicht, farbige Nachbilder wahrzunehmen. Doch schon nach einigem Üben kann sich auch bei ihnen ein wunderschönes Leuchten der Augen einstellen. Farben und Kontraste erscheinen klarer und lebendiger.

Lektion 3 – Augenbeweglichkeit

Beim entspannten Sehen führen die Augenmuskeln bis zu 200 Bewegungen in jeder Sekunde aus, die sogenannten Saccaden.

Je anstrengender für einen Menschen das Sehen ist, um so mehr wird aus dem weichen, beweglichen Sehen ein Starren. Die Leichtigkeit und Geschwindigkeit der Blickbewegungen sind aber die Voraussetzung für eine optimale Sehschärfe. Der Grund hierfür:

● Wir können nur mit einer winzig kleinen Stelle im Augenhintergrund gestochen scharf sehen: mit der Sehgrube oder Fovea centralis. In einem kleinen Krater konzentriert sitzen dort die Sehzellen, die am deutlichsten auf Schwarz-weiß- und Farbkontraste reagieren. Diese Sehgrube tastet das Bild, das durch die Augenlinse aufgenommen und auf dem Augenhintergrund abgebildet wird, mit Hilfe der Augenbewegungen blitzschnell ab.

● Aus den Informationen entsteht im Gehirn nach ihrer Verarbeitung ein klar umrissenes Gesamtbild. Der Vorgang ist ähnlich dem, wie ein Fernsehbild aus Zeilen aufgebaut wird, nur noch viel komplexer, weil er das räumliche Sehen mit einschließt.

Entspanntes und angestrengtes Sehen

Stellen Sie sich vor, daß Ihr ganzes Gesichtsfeld eine große und tiefe Bühne darstellt, deren Begrenzungen sich aufgrund der schwachen Ausleuchtung im Unbestimmten verlieren. Die Stelle des schärfsten Sehens, also die Fovea centralis, ist der Lichtspot, der den Raum auf der Bühne, wo sich die Handlung konzentriert, optisch hervorhebt.

Geht die optimale Blickbeweglichkeit durch Anstrengung verloren, schaltet das Gehirn automatisch auf ein Streßmuster, den starren Blick, um. Dabei versucht es, den Mangel an

TIP
Damit die Übungen für Ihre Augen auch wirklich Erfolg haben können, müssen Sie auf eine ausreichende Zufuhr an Vitaminen sorgen. Alles Wissenswerte über Vitamine erfahren Sie in dem Kursbuch »Gesund durch Vitamine« von Klaus Oberbeil, das ebenfalls im Südwest Verlag erschienen ist.

Geschwindigkeit durch mehr Energieaufwand auszugleichen, indem eine möglichst große Fläche auf einmal vom Blick erfaßt und im Gehirn entschlüsselt wird. Dies ist jedoch eine große Anspannung und führt auf Dauer zu zunehmender Verkrampfung der Augenmuskulatur und zu weiteren Sehanstrengungen.

Die Augenmuskelbewegungen der Saccaden sind für das Sehen das, was die Kaubewegungen für unsere Verdauung sind: So, wie ein langsames und ausgiebiges Kauen unsere feste Nahrung für die weitere Verarbeitung in Magen und Darm vorbereitet, bereiten weiche und entspannte Blickbewegungen das visuelle Futter für ein besseres Erkennen im Gehirn auf.

Entspannung für gute Durchblutung

Verschiedene ernste Augenkrankheiten können die Folge von unzureichender Durchblutung oder Entschlackung sein und wären vorbeugend mit Übungen zu verhindern.

Es gibt noch einen zweiten Grund, warum entspannte Augenmuskeln für die Augen und das Sehen wichtig sind: Ein Teil der Durchblutung der Augäpfel geschieht durch Adern in den Augenmuskeln. Wenn die Muskeln beispielsweise durch angestrengtes Sehen verkrampft sind, kann die Durchblutung nicht mehr optimal erfolgen. Stoffwechselstörungen wie »fliegende Mücken«, Trübungen der Linse (grauer Star) und andere Beeinträchtigungen können die Folge sein.

Ziel der folgenden vier Übungen ist es, die Beweglichkeit Ihrer Augen zu trainieren.

Führen Sie die Übungen wahlweise entweder im Stehen oder im Sitzen durch. Nehmen Sie sich für jede Übung ein bis drei Minuten Zeit.

Übung 1: Augenyoga

● Bewegen Sie die Augen mehrere Male von links nach rechts und umgekehrt, während Ihre Nasenspitze gerade nach vorn zeigt. Halten Sie den Kopf dabei ruhig.

● Achten Sie darauf, wie Ihre Augen die Bewegung von selbst ausführen. Springt der Blick? Gibt es Bögen oder Zickzacklinien? Lassen Sie die Bewegung ganz von selbst weicher und glatter werden.

● Atmen und blinzeln Sie entspannt.

● Bewegen Sie die Augen mehrere Male von unten nach oben und zurück in der gleichen Weise. Den Kopf dabei bitte ruhig halten.

● Bewegen Sie die Augen mehrere Male von rechts nach links und zurück in der gleichen Weise. Den Kopf dabei bitte ruhig halten.

● Bewegen Sie den Blick in der Diagonalen, also in die gegenüberliegenden Raumecken. Achten Sie darauf, daß Sie den Kopf dabei nicht schief legen, sondern Ihr Scheitelpunkt weiterhin zur Decke zeigt.

● Schirmen Sie die Augen mit den Handflächen ab (siehe Seite 23). Zeichnen Sie bei geöffneten Lidern mit den Augen kleine Kreise in Ihre Handflächen hinein. Erzeugen Sie einen Brumm- oder Summton, wie ein Motor, der die Bewegung der Augen antreibt. Kreisen Sie die Augäpfel in beide Richtungen.

● Schließen Sie die Augen unter den Handflächen, und ruhen Sie eine Weile aus.

Führen Sie die Übungen der Augenschule regelmäßig durch! Eine nachhaltige positive Wirkung stellt sich erst im Lauf der Zeit ein.

Übung 2: Wedeln

● Stellen Sie sich vor, an Ihrer Nasenspitze befände sich ein kleiner Pinsel mit einem Stiel, der wie ein Fernrohr ausfahrbar ist. Seine Borsten zeigen von der Nasenspitze weg. Schließen Sie die Augen so lange, bis Sie sich den Pinsel an Ihrer Nasenspitze lebhaft und deutlich vorstellen können.

● Mit offenen Augen führen Sie den Pinsel nun über die Buchstaben der vorliegenden Zeilen hinweg, als wären sie kleine Erhebungen oder Vertiefungen oder als wollten Sie sie abstauben und polieren.

● Am Ende einer jeden Zeile führen Sie den Pinsel zwischen den Zeilen über den weißen Zwischenraum bis zum nächsten Zeilenanfang zurück. Tragen Sie dabei in Ihrer Phantasie Deckweiß auf.

● Stellen Sie sich vor, die polierten Buchstaben, Wörter und Zeilen werden genau da, wo der Pinsel über sie hinweggleitet, schwärzer, die Zwischenräume werden im Moment der Berührung jedoch weißer.

● Lesen Sie auf diese Weise einen Absatz zwei- bis dreimal hintereinander. Damit Sie nicht in Versuchung kommen, die Wörter dabei erkennen zu wollen, stellen Sie den Text einfach auf den Kopf.

● Schirmen Sie Ihre Augen für eine Weile ab, und spüren Sie der Wirkung dieser Übung nach.

Wenn die Übungen für Sie noch neu und ungewohnt sind, gewöhnen Sie sich langsam und behutsam daran! Steigern Sie Übungsdauer und Intensität lieber erst mit der Zeit.

Übung 3: Blickschwünge

Diese Übung ist eine Ausweitung der vorherigen auf das gesamte Blickfeld.

● Blicken Sie aus dem Fenster bzw. in die Ferne. Schwingen Sie dabei den Pinsel, den Sie sich mit Ihrem inneren Auge vorstellen, an Ihrer Nasenspitze nach links und rechts. Wie sieht der Stiel, wie sehen seine Borsten aus? Reichen seine Borsten bis zum Horizont? Was polieren oder kitzeln Sie mit dem Blick?

● Schwingen Sie den Pinsel locker über Ihren Schreibtisch und den Boden bis über Ihre Zehen hinweg.

● Jetzt zeichnen Sie mit der Spitze des Pinsels die Umrisse Ihrer linken Hand und Ihre Handlinien nach. Spüren Sie, wie es kitzelt?

● Ihr Pinsel verwandelt sich nun in einen imaginären Besen. Fegen Sie damit Ihr Blickfeld von allem frei, was Ihre Augen im Moment nicht gern anschauen.

● Schließen Sie die Augen, bedecken Sie sie mit den Handflächen. Spüren Sie noch eine Weile der Übung nach.

Übung 4: Ziehharmonika

1

Wählen Sie in Ihrem Blickfeld ein interessantes Motiv aus, das Ihren Blick anzieht, auf dem Ihr Blick gern zur Ruhe kommt.

2

Schauen Sie es zentral an, in der Weise, daß Ihre Nasenspitze direkt auf das Motiv zeigt.

3

Nun rahmen Sie es mit Ihren beiden Händen ein – wie ein Fotograf, der ein Motiv auswählt und dabei durch seine Finger blickt.

4

Führen Sie beide Hände auseinander, und sehen Sie, welche weiteren Motive zwischen Ihren Händen erscheinen. Nehmen Sie die Farben, Formen, Kontraste, Bewegungen und den Raum wahr, bis die Hände seitlich hinter Ihren Ohren verschwinden.

5

Führen Sie die Handflächen wieder zusammen, so als wollten Sie das Motiv mit den Händen berühren.

6

Atmen Sie ein, wenn Sie die Hände auseinanderführen. Atmen Sie aus, wenn Sie die Hände zusammenführen. Jedesmal wenn Sie die Hände auseinanderführen, sprechen Sie im Geist den Satz: »Ich gebe dir Raum.« Wenn Sie die Hände zusammenführen, sagen Sie in Ihren Gedanken: »Ich berühre dich sanft.«

7

Spielen Sie mit dieser hin und her schwingenden Bewegung wie mit einer Ziehharmonika. Erleben Sie diese blickfeldöffnende Bewegung in Ihrem Geist und in Ihrem Fühlen nach? Dehnt sich Ihre optische Wahrnehmung in den Raum um Sie herum aus?

8

Beenden Sie die Übung, indem Sie die Bewegungen allmählich ausschwingen lassen.

9

Gönnen Sie Ihrem Sehsinn noch eine Weile Entspannung, und schirmen Sie Ihre Augen eine Weile mit den Handflächen ab.

Entspannung und Ruhepausen gehören genauso zum Übungsprogramm wie Anspannung und Konzentration. Wichtig ist die Balance zwischen beidem.

Lektion 4 – Schwingen und Nah-Fern-Sehen (Akkommodation)

Schwingübungen

Die Schwingübungen helfen Ihnen, Ihr Blickfeld zu öffnen und einen starren, angestrengten Blick mühelos zu entkrampfen.

Geben Sie sich dem Gefühl des Pendelns und Fließens hin, und lassen Sie die inneren Bilder währenddessen vorbeiziehen. Sehen Sie die Bilder kommen und gehen, ohne an ihnen festzuhalten.

Indem Sie sich und Ihre Augen in einen Rhythmus wiegen, kann ein Gefühl innerer Harmonie entstehen. Sie lösen sich von einem Anhaften an äußeren Seheindrücken und finden Ihre Mitte: Sie zentrieren sich.

Die Mitte, um die sich eine Schwingung bewegt, ist der Gleichgewichtszustand des Systems. Erkunden Sie mit den nebenstehenden Übungen Ihre Mitte!

Aus dem Zentrum heraus agieren

Ihr ganzer Körper zentriert sich beim Schwingen um seine Längsachse, die Wirbelsäule, herum. Sie geben Ihr Gewicht im Schwingen an den Boden ab und müssen sich dadurch nicht mit dem Blick irgendwo festhalten. Dadurch werden die Augenmuskeln in der Bewegung lockerer. Sie sind wieder in der Lage, mit vielen kleinen, vibrierenden »Greifbewegungen« (Saccaden) Ihre Blicke zum Tanzen zu bringen, damit Sie lebendiger und schärfer sehen.

Besonders der Drehschwung (Übung 2, siehe Seite 45) gibt Ihnen das Gefühl, daß Sie sich im Zentrum Ihrer Umwelt befinden: Sie sehen nicht mit den Augen, sondern von tiefer innen durch Ihre Augen hindurch in die Welt. Sie finden wieder leichter den Überblick und können agieren, ohne sich in Details zu verlieren.

Übung 1: Pendelschwung

● Stellen Sie sich so hin, daß Ihr Blick in die Ferne schweifen kann. Schauen Sie z. B. durch ein Fenster.

● Stellen Sie Ihre Füße etwas mehr als schulterweit auseinander.

● Schließen Sie Ihre Augen. Stellen Sie sich die Bewegung eines Metronoms, eines Rhythmusgebers beim Klavierspielen, oder einen sich gleichmäßig bewegenden Scheibenwischer am Auto vor.

● Öffnen Sie dann Ihre Augen. Ihr Körper ist jetzt der Arm des Scheibenwischers oder der Zeiger des Metronoms: Pendeln Sie so, daß Sie Ihren Körper als Ganzes elastisch nach jeder Seite bewegen. Ihre Schultern und Arme hängen dabei passiv und locker herab.

● Während Sie pendeln, blinzeln Sie weich und oft. Ihr Blick ist – ohne Sehhilfe – in die Ferne gerichtet. Sie sehen, wie der Horizont in Pendelrichtung mitzieht, während alles in der Nähe in entgegengesetzter Richtung pendelt. Nehmen Sie diese entgegengesetzte Pendelbewegung von Dingen in der Nähe und in der Ferne wahr. Pendeln Sie so einige Minuten lang.

Eine beschwingende Variante ist es, mit Ihrer Lieblingsmusik zu schwingen. Probieren Sie es einfach einmal aus!

Übung 2: Drehschwung

● Stellen Sie sich bequem und aufrecht hin, am besten ohne Schuhe in einem geschlossenen Raum vor ein Fenster.

● Die Füße nehmen eine V-Stellung ein, die Fersen stehen etwa handbreit, die Zehen schulterweit auseinander.

● Schließen Sie die Augen. Stellen Sie sich vor, Ihr Schädel würde am höchsten Punkt, wie von einem Magneten hochgezogen, etwas zur Decke angehoben. Dadurch wird der Hals etwas länger, und die Schultern sinken nach unten. Lockern Sie Ihre Arme durch Schütteln, bis sie passiv herabhängen und Sie sich ganz entspannt fühlen.

Wenn Ihnen beim Drehschwung leicht schwindlig wird, üben Sie zuerst eine Weile den Pendelschwung. Übertreiben Sie nicht, und hören Sie rechtzeitig auf, wenn das Schwindelgefühl beginnt. Sollten Sie ein starkes Schwindelgefühl verspüren, so setzen Sie sich hin. Legen Sie die Handflächen aneinander, und schauen Sie auf Ihre Daumen: Das Schwindelgefühl wird in kurzer Zeit aufhören.

● Atmen Sie ein paarmal tiefer als gewöhnlich, so daß Sie die Bewegung Ihrer Bauchdecke und Ihres Zwerchfells spüren. Dann wieder ganz normal atmen.

● Stellen Sie sich vor, Ihre Wirbelsäule wäre eine Perlenschnur, durch den Schädel an der Decke und durch das Becken im Boden verankert. Um Ihr Becken herum stellen Sie sich ein Schwungrad vor, z.B. einen Hula-Hoop-Reifen.

● Beginnen Sie, das imaginäre Schwungrad aus Ihrer Körpermitte um die imaginäre Perlenschnur herum in Schwung zu versetzen. Führen Sie die Bewegung tatsächlich mit Ihrem ganzen Körper aus. Öffnen Sie die Augen, und lassen Sie Ihre Blicke so über Ihre Umgebung hinweggleiten, als wäre an Ihrer Nasenspitze eine Feder mit dem Kiel befestigt.

● Fühlen Sie, wie die Federspitze Dinge berührt, über die Ihre Blicke im Schwung hinweggleiten. Wenn Sie nach rechts schwingen, heben Sie die linke Ferse an, wenn Sie nach links schwingen, die rechte.

● Mit jedem Drehschwung versetzen Sie die imaginäre Feder eine Handbreit nach oben. Ihr Blick schwingt dabei auch nach links und nach rechts über die Schulter hinweg, so daß Sie im 360-Grad-Bereich sehen. Keine Angst, Sie werden den Kopf nicht verlieren.

● Vergessen Sie nicht zu atmen. Wenn Ihr Kopf im Nacken liegt und die Federspitze einen kleinen Kreis nach oben zeichnet, senken Sie die imaginäre Feder mit jedem Drehschwung wieder eine Handbreit nach unten, bis Sie Ihre eigenen Zehen damit berühren. Anschließend schwingen Sie noch eine Weile mit völlig freien Bewegungen.

● Wie beim Pendelschwung achten Sie dabei auf die entgegengesetzte Bewegungsrichtung von Nahem und Fernem in Ihrem Blickfeld.

● Nach einigen Minuten schwingen Sie langsam aus. Bitte nicht abrupt stoppen. Schirmen Sie Ihre Augen mit den Händen ab, und spüren Sie der entspannenden und belebenden Wirkung des Schwingens eine Weile nach.

Die Nah-Fern-Einstellung der Augen

Unsere Augen haben die Fähigkeit, sich mit ihrer Sehschärfe auf wechselnde Entfernungen einzustellen. Beim entspannten Sehen geschieht das blitzschnell, von nächster Nähe bis in weiteste Ferne. Diesen Vorgang der Nah-Fern-Einstellung nennt man Akkommodation.

An der Akkommodation beteiligt sind der Ziliarmuskel, der die Augenlinse im Innern des Augapfels ringförmig umspannt, und in geringerem Maß der ganze Augapfel, die sogenannte Hüllakkommodation. Der Ziliarmuskel umspannt die elastische Augenlinse und ist mit ihr durch viele Sehnenfädchen verbunden, ähnlich wie ein kreisrundes Trampolin an Gummibändern befestigt ist. Beim Blick in die Ferne dehnt sich der Ziliarmuskel aus, die Linse wird gedehnt und abgeflacht. Beim Blick in die Nähe zieht sich der Ziliarmuskel zusammen – wie die Lippen beim Pfeifen. Der Zug der Sehnenbändchen läßt nach, und die Augenlinse kugelt sich durch ihre eigene Elastizität ein.

Augenlinse und Ziliarmuskel arbeiten eng miteinander zusammen. Verhärtet sich die Linse oder verspannt sich der Muskel, kann die Zusammenarbeit nicht mehr optimal funktionieren. Ein länger andauerndes Blicken mit nur geringfügigen Veränderungen in der Entfernung, im Büro z.B. zwischen einem halben und drei Metern, führt leicht zur Trägheit der Augenmuskulatur und oft auch zur Verkrampfung der Akkommodation.

Ihre Augen brauchen Abwechslung! Das Sehen im immer gleichen Entfernungsbereich ermüdet, verkrampft die Muskulatur und macht sie träge.

Augentraining statt Lesebrille

Als Folge von Akkommodationsproblemen beim Sehen werden gern Bifokal-, Trifokalbrillen oder spezielle Arbeitsplatzbrillen verordnet. Sie sollen das Sehen in bestimmte Entfernungen erleichtern. Eine solche Sehhilfe mag zwar die

Folgen dieser Probleme lindern. Sie setzt aber nicht bei den Ursachen, dem Verlust des entspannten optimalen Bewegungsspielraums zwischen Linse, Ziliarmuskel, Augapfel und äußerer Augenmuskulatur, an.

Die sogenannte Altersweitsichtigkeit oder Alterssichtigkeit beruht darauf, daß die Zellen der Augenlinse mit zunehmendem Alter etwas von ihrer Elastizität verlieren. Die Linse braucht dann länger, um sich beim Blick in die Nähe einzukugeln. Wer dann schnell ungeduldig wird, verkrampft seine Ziliarmuskeln nur noch mehr. Mit verkrampften Ziliarmuskeln geht das Blicken in die Nähe erst recht nicht so gut; deshalb ist es oft bequemer, eine Lesebrille zu tragen. Nichts gegen solche Brillen – doch der Entstehungsprozeß der Alterssichtigkeit läßt sich durch entsprechende Übungen hinauszögern. Eine entspannte, fließende Akkommodationsfähigkeit können Sie mit den folgenden zwei Übungen trainieren.

Moderne Bifokal- oder Trifokalbrillen erlauben komfortables Sehen in verschiedenen Entfernungsbereichen. Doch steckt gerade in diesem Komfort auch eine Gefahr.

Übung 3: Fließende Hand

● Setzen Sie sich bequem auf einen Stuhl. Rücken Sie etwas nach vorn, damit die Füße mehr Körpergewicht tragen und der Rücken aufgerichtet ist. Stellen Sie sich vor, Ihr Schädeldach wird leicht in die Höhe gehoben, dadurch wird Ihr Hals länger, und Ihre Schultern sinken herab.

● Bedecken Sie Ihr rechtes Auge mit der linken Hand. Das Auge bleibt unter der Hand geöffnet und blinzelt weiter mit.

● Führen Sie die freie rechte Hand mit einer fließenden Bewegung an das linke offene, blinzelnde Auge so dicht heran, bis das Bild der Hand verschwimmt und Sie die Augenbraue oder Schläfe berühren. Dann führen Sie die Hand in einem weiten Bogen nach rechts außen weg, bis sie aus dem Gesichtsfeld verschwindet.

● Fahren Sie mit der Bewegung fort, und blicken Sie dabei auf eine markante Stelle, z. B. auf einen Ring an Ihrem Finger oder auf eine Handlinie. Versuchen Sie nicht, überall gleich scharf zu sehen, sondern nehmen Sie wahr, wie die Hand dicht vor dem Auge verschwimmt.

● Bedecken Sie nun Ihr rechtes Auge mit der linken Hand. Vergleichen Sie nun Ihre Seheindrücke beim Heranführen und Wegführen der Hand mit denen des linken Auges: In welchem Abstand beginnt die fixierte Stelle zu verschwimmen? Sie schauen dabei der Hand in der fließenden Bewegung nach, bis sie jeweils hinter dem linken Ohr aus dem Blickfeld verschwindet.

● Spielen Sie mit der Bewegung, und wechseln Sie einige Male Hände und Augen ab.

● Schirmen Sie anschließend Ihre Augen mit den Händen für eine Weile ab. Spüren Sie dem Seherlebnis nach.

Die Übung »Fließende Hand« ist auch dann wirkungsvoll, wenn Sie bereits eine Fehlsichtigkeit haben. Für diese Fälle gibt es gezielte Übungsvarianten.

Übungsvariante bei Fehlsichtigkeit

FÜR ALTERSSICHTIGE

Führen Sie die Übung zur Abwechslung mit einem Buch in der Hand durch. Nehmen Sie die Buchseite so nah heran, bis sie die Augenbraue berührt. Sehen Sie dabei, wie die ganze Buchseite in der Nähe verschwimmt. Stellen Sie beim Wegführen fest, in welchem Abstand die Buchstaben wieder deutlich erkennbar werden.

Atmen Sie aus, wenn Sie die Hand an Ihr Auge heranführen. Atmen Sie ein, wenn Sie die Hand vom Auge wegführen.

FÜR KURZSICHTIGE

Atmen Sie ein, wenn Sie die Hand an das Auge heranführen. Atmen Sie aus, wenn Sie die Hand vom Auge wegführen. Stellen Sie sich vor, die Hand mit dem Ausatmen »wegzudrücken«.

BEI FEHLSTELLUNGEN DER AUGEN

Haben oder hatten Ihre Augen eine Einwärtsschielstellung, führen Sie die Übung aus, indem Sie gleichseitig abdecken: Die rechte Hand bedeckt das rechte Auge und umgekehrt.

Blickstafette

● Stellen Sie sich so, daß Sie durch ein Fenster nach draußen blicken können. Sie können die Übung auch im Freien ausführen.

● Bedecken Sie Ihr rechtes Auge mit der rechten Hand, diesesmal also gleichseitig.

● Wählen Sie mit dem freien Auge fünf oder sechs Objekte, die auf einer geraden Blicklinie vor Ihnen liegen: Das vorderste Objekt ist Ihre eigene Nasenspitze, 20 bis 30 Zentimeter weiter entfernt ist es ein Zeigefinger, ein drittes Objekt ist in zwei bis drei Meter Entfernung, eine viertes in 10 bis 15 Meter Entfernung, und das letzte ist der am weitesten entfernte Punkt am Horizont.

● Lassen Sie Ihren Blick von Objekt zu Objekt wandern. Hüpfen oder springen Sie von einem zum nächsten Punkt. An jedem Punkt verweilen Sie ein wenig. Zeichnen Sie den jeweiligen Gegenstand mit einer imaginären Feder an der Nase nach.

● Wandern Sie Station für Station vor und zurück.

● Bedecken Sie nun Ihr linkes Auge mit der linken Hand. Beginnen Sie jetzt die gleiche einäugige Wanderung von Objekt zu Objekt mit dem rechten Auge, und verweilen Sie wieder an jeder Station.

● Wechseln Sie mehrmals Hand und Auge, und führen Sie mehrere Durchgänge durch. Das abgedeckte Auge blinzelt dabei in der Dunkelheit mit.

● Zum Schluß wandern Sie mit beiden offenen Augen von Punkt zu Punkt. Blicken Sie dabei auch mit beiden Augen gleichzeitig auf Ihre Nasenspitze. Keine Angst, Sie schielen nicht. Schielen wäre, wenn ein Auge die Bewegung in die Nähe nicht mitmachen würde.

● Schirmen Sie anschließend Ihre Augen einige Atemzüge lang ab. Gönnen Sie ihnen eine weiche Entspannung unter Ihren Händen.

Jede Übung ist eine Einladung, etwas Neues zu erfahren. Sicher finden Sie im Lauf der Zeit Ihre Lieblingsübungen, die Ihnen auch am meisten zu sagen haben.

Lektion 5 – räumliches Sehen und bildhaftes Erinnern

Das beidäugige Sehen

Wir besitzen zwei Augen, zwei Sehbahnen, die sich hinter den Augen im Kopf kreuzen, und zwei Großhirnhälften. Informationen von außen werden über die Sehzellen in den Augen an die visuellen Zentren des Gehirns weitergeleitet.

Die moderne Sehforschung entdeckte nun, daß das Gehirn diese Informationen auf zwei verschiedene Weisen verarbeitet:
● Über einen digitalen Modus. Dieser fügt die getrennt erfaßten und übermittelten Informationen, wie Farbe, Form, Kontrast und Bewegung des Wahrgenommenen, nach dem Entweder-Oder-Prinzip logisch Schritt für Schritt zusammen. Das so entstandene Bild wird mit Bildern, die bereits im visuellen Gedächtnis gespeichert sind, verglichen.
● Über einen analogen Modus. Dieser fügt die gleichen Informationen nach dem Sowohl-Als-auch-Prinzip assoziativ-ganzheitlich zusammen. Neue Bilder werden spontan auf eher spielerische Art mit Phantasie, Intuition und Gefühl mit bekannten Bildern verglichen und sinnhaft erfaßt.

Aus den Sinneseindrücken unserer zwei Augen und der unterschiedlichen Verarbeitung unserer zwei Gehirnhälften wird ein einheitliches Bild von der Welt. Auch für die heutige Wissenschaft ist dies noch ein vielbestauntes Wunder.

Arbeitsteilung bei den Gehirnhälften

Im Lauf der Evolution hat sich der Mensch darauf spezialisiert, den logisch-digitalen Modus vorwiegend mit der linken Großhirnhälfte auszuführen, den assoziativ-analogen Modus vorwiegend mit der rechten. Über den größten Nervenstrang des menschlichen Körpers, den »Balken« zwischen den Gehirnhälften oder sogenannten Corpus callosum, tauschen die Großhirnhälften die Ergebnisse ihrer Tätigkeit aus. Sie vernetzen diese miteinander, so daß wir eine vollständigere Sicht der Welt erhalten. Der Mensch kann also die Welt von zwei Seiten sehen: logisch-rational und gefühls-mäßig-intuitiv.

Durch die Kreuzung der Sehnerven ist jedes Auge mit beiden Gehirnhälften verbunden. Dadurch ist es auch mit nur einem Auge möglich, beide Sehweisen zu wechseln und zu vergleichen. Durch beide Augen können wir jedoch mit beiden Gehirnhälften gleichzeitig und dadurch intensiver sehen. Nur so sind wir in der Lage, bildhafte Eindrücke, die wir zweidimensional auf der Netzhaut empfangen, räumlich-plastisch zu sehen – wie durch ein Stereoskop.

Wer die 3-D-Computerbilder zum erstenmal sieht, wird sich dieser räumlich-plastischen Qualität des menschlichen Seh-sinnes mit Staunen bewußt. Es ist eine erstaunliche Leistung des menschlichen Gehirns, aus den mit jedem einzelnen Auge zentral und peripher gesammelten Informationen einen räumlichen Eindruck zu errechnen. Dies hat mit Optik allein wenig zu tun, vielmehr offenbart es die enorme Gehirnlei-stung, die mit dem Sehen verbunden ist.

Erst durch den Unterschied der Bilder, die uns unser rechtes und linkes Auge liefern, entsteht der Eindruck des räumlich-plastischen Sehens.

Balance zwischen rechter und linker Gehirnaktivität

Beim überwiegend linkshirnigen, faktensammelnden Sehen geht das plastisch-räumliche Sehen leicht verloren. Was nützt es, beim Lesen z. B. einen räumlichen Seheindruck des Buches zu erhalten oder den Monitor des Computers pla-stisch wahrzunehmen, während wir die darauf abgebildeten Informationen entschlüsseln? Was nicht gebraucht wird, ver-kümmert leicht. Es muß also nicht verwundern, wenn bei überwiegend linkshirniger Sehtätigkeit häufig Probleme in der Beidäugigkeit auftreten. Wir können jedoch solchen Problemen vorbeugen, indem wir die rechte und die linke Gehirnhälfte aktivieren, die digitale und die analoge Sehwei-se ausgewogen trainieren und dadurch unsere Augen wieder zu einer optimalen Zusammenarbeit bewegen.

Übungen zum räumlichen Sehen

Die folgenden drei Übungen schulen das beidäugig räumlich-plastische Sehen.

Übung 1: Liegende Acht

● Stellen Sie sich einen Taktstock vor, der an Ihrer Nasenspitze befestigt ist.

● Bewegen Sie diesen Taktstock in der Form einer liegenden Acht, dem Zeichen der Unendlichkeit, indem Sie Ihren Kopf entsprechend bewegen.

● Lassen Sie Ihre Schultern locker an der Seite herabhängen, während Sie kleine und große, flache und dickbauchige liegende Achten mit dem imaginären Taktstock in die Luft zeichnen.

● Blinzeln Sie dabei weich und häufiger als gewöhnlich. Achten Sie auf die sanft wiegende Bewegung in Ihrem Nacken.

● Zeichnen Sie liegende Achten in Fenster und auf Türen, auf Gegenstände in verschiedenen Entfernungen oder einfach in den Raum hinein. Schließen Sie nach einer Weile die Augen, und stellen Sie sich vor, einen Pinsel an der Nasenspitze zu schwingen, der in Ihre Lieblingsfarbe getaucht ist. Stellen Sie sich vor, wie Sie Ihre Umgebung mit bunten liegenden Achten bemalen.

Diese Übung bewirkt eine Lockerung der Nackenmuskulatur, eine bessere Durchblutung der visuellen Gehirnzentren und eine Aktivierung beider Gehirnhälften.

Mit verschiedenen Techniken ist es heute möglich, unser räumliches Sehvermögen auch mit künstlich hergestellten 3-D-Bildern und sogar 3-D-Filmen zu bedienen.

Übung 2: Fingertor

● Nehmen Sie Ihre beiden Daumen zu Hilfe. Halten Sie einen Daumen 20 bis 30 Zentimeter, den anderen etwa 40 bis 60 Zentimeter in einer Blicklinie vor die Nasenspitze.

Das räumliche Sehen kommt im wesentlichen durch das Verschmelzen der Teilbilder von rechtem und linkem Auge zustande. Doch auch andere Faktoren wirken am räumlichen Eindruck mit: unsere Erfahrung, die Perspektive, der Schattenwurf und auch die Erscheinung, daß mit zunehmender Entfernung die Farben schwächer werden.

● Wenn Sie kurzsichtig sind, fixieren Sie den vorderen Daumen, wenn Sie alters- oder weitsichtig sind, den hinteren Daumen.

● Stellen Sie sich vor, es würde ein Käfer auf dem fixierten Daumen landen. Kneifen Sie abwechselnd schnell nacheinander ein Auge zu. Springt dann der hintere Daumen hin und her, mal links und mal rechts vom angeschauten Daumen? Das zeigt Ihnen, daß jedes Auge ein eigenes Bild erhält, das sich von dem des anderen Auges unterscheidet.

● Blicken Sie nun mit beiden offenen Augen auf den vorderen Daumen: Sind nun beide hinteren Daumen – der nach links und der nach rechts gehüpfte – gleichzeitig sichtbar?

● Erscheint der Daumen, auf dem der imaginäre Käfer gelandet ist, deutlich klarer und plastischer als der doppelt gesehene Daumen im Hintergrund?

Herzlichen Glückwunsch: Ihre beidäugige Sehfähigkeit ist vorhanden. Jedes Auge empfängt ein Bild der beiden Daumen aus einer anderen Perspektive. Ihr Gehirn verschmilzt oder fusioniert die Einzelbilder dort, wo Sie den Blick fixieren, zu einem dreidimensional wirkenden Daumenbild. Das Bild des nichtfixierten Daumens bleibt dagegen nur zweidimensional. Diese nichtfusionierten Einzelbilder des Daumens erscheinen deshalb auch nicht plastisch. Die Übung kann Ihnen den Vorgang der Fusion, der normalerweise nicht sichtbar wird, sichtbar machen.

● Fixieren Sie nun den Daumen. Erscheint Ihnen dieser umrahmt von zwei Phantomdaumen, wie in einem Tor? Wenn nicht, kneifen Sie wieder schnell nacheinander ein Auge zu, und sehen Sie, wie der Daumen hin und her springt. Fixieren Sie den Daumen abwechselnd einige Male vorn und hinten.

● Anschließend bedecken Sie Ihre Augen mit den Handflächen; erlauben Sie Ihren Augen die Entspannung in der Dunkelheit, und ruhen Sie eine Weile aus.

Übung 3: Schnurfusion

1

Bringen Sie auf einer ein bis 1,50 Meter langen Schnur im Abstand von 10 bis 15 Zentimetern Knoten an. Binden Sie das Ende dieser Schnur etwas unterhalb Ihrer Augenhöhe an ein Fensterkreuz, eine Türklinke, ein Regal o.ä. an.

2

Halten Sie das freie Ende an Ihre Nasenspitze. Stellen oder setzen Sie sich so, daß die Schnur nicht durchhängt.

3

Lockern Sie Spannungen im Kieferbereich, z.B. indem Sie gähnen, ebenso in den Schultern. Blicken Sie auf den Knoten in der Mitte der Schnur, als ob dort ein Käferchen landen würde. Lassen Sie Ihren beiden Augen so lange Zeit, den Knotenpunkt zu erfassen, bis sich ein räumlicher Seheindruck einstellt. Sehen Sie nun zwei Schnüre, die sich im fixierten Knoten überkreuzen? Erscheint die Schnur wie ein X? Dann sehen Sie beidäugig und fusionieren an der fixierten Stelle. Wenn Sie kein X sehen, zwinkern Sie wieder, oder bedecken Sie mit der freien Hand schnell nacheinander ein Auge und dann das andere. Sehen Sie, wie die Schnur hin und her springt?

4

Vergleichen Sie die beiden Schnüre miteinander. Kein Auge sieht ganz genau wie das andere. Wie ist die Farbwahrnehmung links und rechts, wie der Lichteinfall, die Schattenverteilung, die Sehschärfe?

5

Blicken Sie mit beiden Augen offen von Knoten zu Knoten. Können Sie das X mitnehmen? Erscheint am Ende der Schnur ein umgekehrtes V? Blicken Sie zurück zur eigenen Nasenspitze. Erscheint nun ein V?

6

Neigen Sie den Kopf und damit die Schenkel des X oder V. Spielen Sie mit der Bewegung vor und zurück. Machen Sie sich größer und kleiner, und blicken Sie auf die Schnur. Mit etwas Übung sieht das wie ein Reißverschluß aus, der sich öffnet und schließt.

7

Schirmen Sie Ihre Augen eine Weile mit den Händen ab, und ruhen Sie aus.

Experimentieren Sie mit den unterschiedlichen Bildern von Ihrem rechten und Ihrem linken Auge!

Übungen zum bildhaften Erinnern und Vorstellen

Mit den folgenden zwei Übungen schulen Sie Ihr visuelles Kurzzeitgedächtnis. Es verbindet die vergangenen mit den neuen Seheindrücken, die der Lidschlag dazwischen immer wieder auslöscht. Deshalb nehmen Sie den Lidschlag in der Regel auch nicht bewußt wahr.

Sind Sie ein visueller Typ? Diesen Menschen fällt es besonders leicht, Seheindrücke im Gedächtnis aufzunehmen.

Haben Sie keine Angst davor, zuwenig visuelle Eindrücke behalten zu können. Denn dadurch strengt man sich beim Sehen nur unnötig an und blinzelt zuwenig. Sie werden feststellen, daß ein angestrengtes Festhalten am jeweils Gesehenen überhaupt nicht notwendig ist. Ein geschultes visuelles Kurzzeitgedächtnis gibt Ihnen das Vertrauen, genügend Eindrücke auf einen Blick zu sehen und sich daran erinnern zu können.

Übung 4: Über die Schulter blitzen

- Stehen oder sitzen Sie bequem mit dem Rücken zu einem Fenster.
- Blicken Sie mit geschlossenen Augen über Ihre linke Schulter. Öffnen Sie ganz kurz die Augen, wie wenn der Verschluß einer Kamera blitzt. Während Sie mit geschlossenen Augen den Kopf wieder geradeaus drehen, nehmen Sie das Bild, das Sie gerade gesehen haben, mit nach vorn zurück.
- Erinnern Sie sich an einige Details, die Sie gesehen haben, beispielsweise an die Hintergrundfarbe, an auffällige Formen und Farben u. ä.
- Blitzen Sie wieder über Ihre linke Schulter, indem Sie kurz die Augen öffnen und sie sofort wieder schließen. Drehen Sie den Kopf nach vorn, und versuchen Sie sich an weitere Details zu erinnern.
- Wiederholen Sie diesen Übungsteil mehrere Male.

- Blitzen Sie nun über die rechte Schulter. Nehmen Sie ein Erinnerungsbild mit nach vorn. Durch wiederholtes Blitzen über die rechte Schulter reichern Sie es mit zusätzlichen Details an.
- Mit geschlossenen Augen und gerade nach vorn gerichtetem Kopf fügen Sie abschließend die beiden über die Schultern geblitzten Bilder zu einem Panoramabild zusammen.
- Drehen Sie sich dann wieder um, und vergleichen Sie Ihren erinnerten mit dem äußeren Seheindruck. Ist dieser jetzt anders? Irgendwie bewußter, detailreicher? Vielleicht auch klarer?

Übung 5: Die Kamera

- Schließen Sie die Augen.
- Öffnen Sie die Augenlider für den Bruchteil einer Sekunde, wie den Verschluß einer Kamera.
- Stellen Sie sich vor, Sie haben einen imaginären Film in Ihrem Hinterkopf belichtet. Sehen Sie mit geschlossenen Augen im Geiste, wie der Film entwickelt wird und wie langsam auf der lichtempfindlichen Schicht des Films ein ganz konkretes Bild entsteht, das Ihnen vorher noch gar nicht bewußt war. Was ist darauf zu sehen?
- Stellen Sie Ihre imaginäre Kamera, Ihren Kopf, mit beiden Linsen auf wechselnde Entfernungen ein: von nächster Nähe bis ins unendlich Ferne. Sehen Sie sich im Geiste die in Ihrem Kopf entwickelten Bilder genau an. Lassen Sie sich überraschen, wie schnell Ihre Erinnerungsbilder deutlicher werden.
- Mit etwas Übung knipsen Sie mehrere Bilder hintereinander. Stellen Sie auf diese Weise in Ihrem visuellen Kurzzeitgedächtnis ein kleines Fotoalbum zusammen, in dem Sie blättern und die einzelnen Bilder immer wieder betrachten können.

Bildhaftes Erinnern und Vorstellen gelingen weniger gut, wenn Sie müde oder unbewußt mit etwas anderem beschäftigt sind. In diesem Fall gilt der Tip: Erst ausspannen, sich sammeln und dann mit frischer Energie ans Werk!

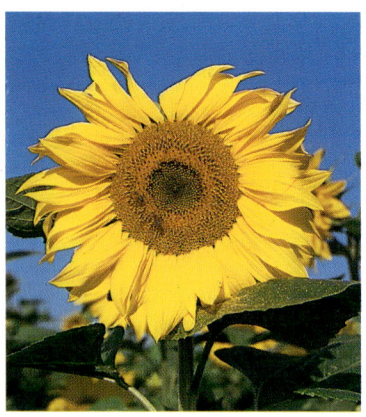

Sonnenblumenkerne enthalten Vitamine und Mineralien, die für eine gesunde Ernährung wichtig sind.

Gesundheitstips für die Augen

Vitamine für gutes Sehen

Etwa ein Drittel des Sauerstoffs, den das Herz braucht, benötigen die Augen allein. Obwohl Augen und Gehirn zusammen nur etwa zwei Prozent des Körpergewichts ausmachen, verbrauchen Augen und Gehirn zusammen in streßfreien Zeiten bereits mehr als ein Viertel der mit der Nahrung aufgenommenen Energie. Bei erhöhten Sehanforderungen, ungünstigen Lichtverhältnissen und Streß brauchen sie weit mehr Energie als bei entspanntem Sehen.

Versorgen Sie Ihre Augen richtig!

AUGEN-VITAMIN-SALAT
Zutaten:
1 Karotte, 1 Apfel,
1 Zitrone, 2 EL geschälte
Sonnenblumenkerne,
2 EL Pflanzenöl (kalt-
gepreßt) oder Sahne,
1 EL Honig
Zubereitung:
Karotte und Apfel raspeln.
Zitrone auspressen, mit
Sonnenblumenkernen, Öl
oder Sahne, Honig
und Apfel-Karotten-Raspeln
vermischen.

Die Sehkraft Ihrer Augen hängt eng zusammen mit der eingenommenen Nahrung. Dabei kommt es nicht nur auf die Menge der Vitamine an, sondern auch auf ihre organische Verwertbarkeit. Diese ist bei natürlichen Vitaminen höher als bei synthetisch hergestellten. Wichtig ist auch, daß die Vitamine dorthin transportiert werden, wo sie gebraucht werden: mit dem Blut durch den »Engpaß« Nacken und Hals in den Hinterkopf, in die Sehbahnen und in die Augen hinein. Sie können Vitamin-A-haltigen Möhrensaft trinken, soviel Sie wollen. Wenn Ihr Nacken chronisch verspannt ist, bleibt die Durchblutung der Sehzentren eingeschränkt. Die Folge: Das Vitamin A wird woanders gespeichert oder ausgeschieden. In Phasen erhöhten Vitaminbedarfs empfehlen sich deshalb zusätzlich eine Nackenmassage sowie Lockerungsübungen für die Augen (siehe Seite 18 bis 21).

Welche Vitamine brauchen Ihre Augen?

VITAMIN	WICHTIG	ENTHALTEN IN	ERNÄHRUNGSTIPS
Vitamin A	Zur Vorbeugung von Nachtblindheit, für das Sehen bei Dämmerlicht	Leber, Petersilie, grünblättrigem Gemüse, Karotten, Butter, Eigelb, Lebertran	Die Gefahr von zuviel Vitamin A ist bei natürlichem Karotin nicht gegeben; ein Glas Möhrensaft am Tag mit einem Tropfen Öl ist ausreichend
Vitamin B1	Bei Lichtempfindlichkeit	Fleisch, Bohnen, Nüssen, Weizenkeimen, Kartoffeln, Hefe, Brokkoli	100 Gramm gedämpfter Brokkoli decken z. B. zwei Drittel des Tagesbedarfs
Vitamin B2	Bei Lichtempfindlichkeit	Fleisch, Gemüse, Geflügel, Milch, Hefe, Sojabohnen, Eiern	Ein Glas Milch deckt zwei Drittel des Tagesbedarfs
Vitamin B12	Bei Lichtempfindlichkeit	Leber, Geflügel, Fisch, Fleisch, Ei, Hefe	Der Tagesbedarf beträgt 3 Milligramm
Vitamin C	Für ausreichende Blutzufuhr zu den Augen	Südfrüchten, Hagebutten, Petersilie, Kartoffeln, Paprika, Erdbeeren, grünblättrigem Gemüse	Der Tagesbedarf beträgt 100 Milligramm; Obst und Gemüse sollten möglichst roh verzehrt werden
Vitamin E	Für ausreichende Blutzufuhr zu den Augen	Ölen, Samen und Nüssen, Weizenkeimen, Getreide, kaltgepreßten pflanzlichen Ölen, grünblättrigem Gemüse	100 Gramm Spinat decken ein Viertel des Tagesbedarfs, 100 Gramm Vollkornmüsli die Hälfte; Sonnenblumenöl kann die Versorgung mit Vitamin E gut ergänzen

Sonnenblumenkerne

In den Kernen der Sonnenblume sind in nahezu idealer Weise viele der für die Augen wichtigen Vitamine enthalten. Eine Handvoll geschälte Sonnenblumenkerne am Tag ist eine Vitaminkur für die Augen. Achten Sie darauf, daß Sie ungespritzte Kerne aus biologischem Anbau erhalten!

Die Kneippsche Augendusche

TIP
Eine Augendusche empfiehlt sich besonders bei angestrengten, erschöpften, müden und trockenen Augen sowie bei häufiger Bildschirmarbeit.

Der bekannte Naturheilarzt Pfarrer Sebastian Kneipp schwor auf die natürliche Heilkraft des Wassers. Auf seiner Methode der Wasserbehandlung beruht die Augendusche, die Sie leicht in das morgendliche und abendliche Reinigungsritual einbeziehen können.

Die Kneippsche Augendusche fördert die Durchblutung der vorderen Augenpartie. Sie trägt auf diese Weise zur allgemeinen Belebung sowie zur Stärkung der Abwehrkraft der Augen bei.

Augendusche	
AM MORGEN	**AM ABEND**
Schwappen Sie bei laufendem Wasser 10- bis 15mal mit beiden Händen Wasser an die geschlossenen Augen.	Schwappen Sie bei laufendem Wasser 10- bis 15mal mit beiden Händen Wasser an die geschlossenen Augen.
• Beginnen Sie mit lauwarmem Wasser.	• Beginnen Sie mit kaltem Wasser.
• Stellen Sie dann auf kalte Temperatur.	• Stellen Sie dann auf lauwarme Temperatur.
• Anschließend tupfen Sie die Augenpartie vorsichtig mit einem Handtuch ab.	• Anschließend tupfen Sie die Augenpartie vorsichtig mit einem Handtuch ab.

Augenbäder

Augenbäder mit der Augenbadewanne dienen zur Reinigung von Hornhaut und Bindehaut, zur Erfrischung und besseren Befeuchtung der Augen. Sie beugen Augenbrennen, Rötung der Augen und Bindehautentzündung vor. Augenbadewannen erhalten Sie sehr preiswert in der Apotheke.

● Füllen Sie die Augenbadewanne bis zur angegebenen Markierung mit reinem Quellwasser oder gefiltertem Leitungswasser. Vermeiden Sie normales Leitungswasser, da es meist zu hart ist.

● Setzen Sie die Augenbadewanne an den unteren Rand eines Auges an, und schließen Sie dann Ihre Augen.

● Lehnen Sie den Kopf zurück, und drücken Sie dabei die Augenbadewanne an den Augenhöhlenrand leicht an.

● Blinzeln Sie mit den Augen. Die Lidschläge verteilen das Wasser und spülen den vorderen Augenbereich mit Hornhaut und Bindehaut aus.

● Wiederholen Sie diesen Vorgang mehrmals.

● Baden Sie das andere Auge ebenso.

● Tupfen Sie die Augenpartie mit einem Handtuch ab.

Augenkissen

Sehr entspannend sind sogenannte Augenruhekissen. Die Kissenhüllen sind meist aus Samt oder Seide und mit Hirseschalen aus biologischem Anbau gefüllt. Sie haben die Eigenschaft, gestaute, d.h. statische, nicht lebendig-pulsierende Lebensenergie aufzunehmen und dadurch die Entspannung der Augenpartie zu unterstützen.

● Ruhen Sie sich am besten im Liegen aus.

● Legen Sie sich das Augenkissen bequem über die Stirn und die geschlossenen Augen. Die Dunkelheit und die sanfte Schwere des Kissens entspannen Geist und Augen.

Augenbäder eignen sich besonders bei Neigung zu Bindehautentzündung, Neigung zu allergischen Reaktionen, Aufenthalt in klimatisierten Räumen, Bildschirmarbeit (Monitore sind Staubschleudern), Umweltverschmutzung und nach dem Tragen von Kontaktlinsen.

TIP
Augenkissen sind im Reform-Fachhandel erhältlich. Sie können sie aber auch leicht selbst herstellen. Nähen Sie sich eine etwa 10 mal 20 Zentimeter große Kissenhülle aus Samt oder Seide, und füllen Sie diese mit 50 bis 100 Gramm Hirseschalen.

Augenakupressur

Die Akupressur ist – wie die Akupunktur – eine jahrtausendealte Methode der chinesischen Medizin. Sie ist inzwischen in aller Welt verbreitet und hat Anerkennung gefunden. Die Akupressur beruht auf der Fingerdruckmassage. Im Unterschied zur Akupunktur, die man mit Nadeln ausführt, werden bei der Akupressur keine Hilfsmittel benötigt. Sie eignet sich deshalb hervorragend zur Selbstbehandlung.

Akupressurpunkte für die Augen gibt es u.a. direkt um die Augen herum (siehe Abbildung Seite 63). Entsprechend der chinesischen Medizin stehen diese Punkte über Energielinien, sogenannte Meridiane, in Verbindung mit anderen Organen bzw. Organsystemen. Bei den Augen sind dies insbesondere die Haut, die Leber und die Nieren. Ein sicheres Zeichen, daß Sie den richtigen Punkt drücken, ist eine pochende, manchmal leicht schmerzhafte Empfindung. Der Druck geschieht rhythmisch mit beiden Daumen bzw. Zeigefingern zugleich. Die Fingerkuppen kreisen dabei auf den beiden jeweils behandelten Akupressurpunkten (Nr. 1 bis 3 in der Abbildung) in einem Radius von ein bis zwei Millimetern. Während des Ausatmens wird ein leichter bis mittelstarker Druck ausgeübt, während des Einatmens wird ohne Druck weitergekreist. Jeder Punkt soll acht Atemzüge lang auf diese Weise behandelt werden.

Die Wirkung der Akupressur

Die Akupressurmassage stimuliert die Durchblutung der vorderen Augenpartie, besonders der empfindlichen Haut um die Augen. Sie fördert ein frisches und belebtes Aussehen des Augenbereichs. Darüber hinaus löst und harmonisiert sie spürbar Spannungszustände in den Augen und um sie herum bis tief in den Kopf hinein. Da die Augen in der chinesischen Medizin durch Energiebahnen (Meridiane) mit anderen Or-

Akupressurmassagen dienen zur Vorsorge gegen Durchblutungsstörungen der Augen, grauen Star (Katarakt) und grünen Star (Glaukom).

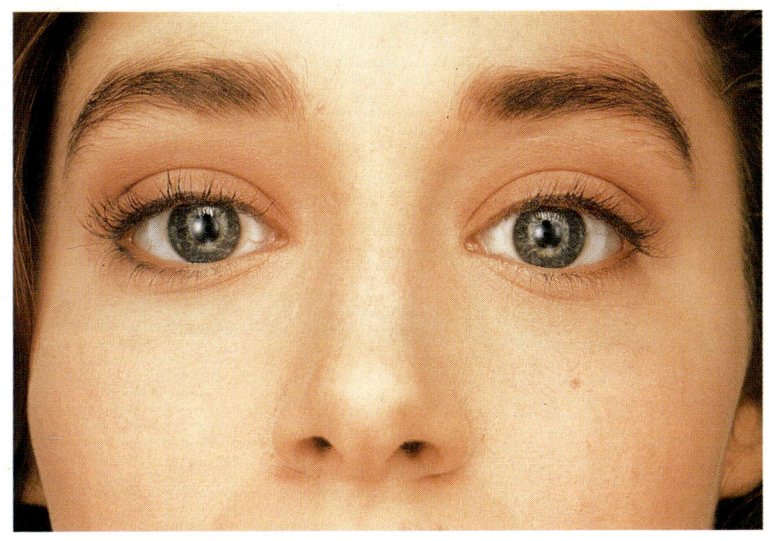

Rund um jedes Auge befinden sich jeweils vier wichtige Akupressurpunkte: Tian-Ying (1), Ying-ming (2), Si-bai (3), Tai-yang (4).

ganen wie Haut, Nieren, Leber und Magen in Verbindung stehen, kann die Augenakupressur auch dort eine Harmonisierung bewirken.

● Tasten Sie mit beiden Daumen nach den beiden Punkten 1 der Abbildung (Tian-ying-Punkt).

● Regulieren Sie beim rhythmischen Massieren während des Ausatmens den Druck so, daß es nicht schmerzt.

● Wenn Sie nicht sicher sind, ob Sie den Punkt richtig getroffen haben, tasten Sie ein wenig auf den erhöhten Stellen der Augenhöhlen an der linken und rechten Augenbraue rauf und runter. Der Wirkungsradius der Akupressurpunkte beträgt etwa 1,5 Zentimeter. Sie können also nicht viel danebenliegen. Nach einigem Üben werden Sie das Zentrum deutlich spüren.

● Massieren Sie die Punkte 1 acht Atemzüge lang: Beim Ausatmen etwas Druck geben, beim Einatmen Druck wegnehmen. Die anderen Fingerkuppen liegen dabei sanft auf der Stirn. Spüren Sie der Wirkung mit geschlossenen Augen nach.

Die Augenakupressur fördert die Durchblutung aller Augenbestandteile und löst Spannungszustände in den Augen und um sie herum.

Anwendungsmöglichkeiten der Akupressurpunkte

TIAN-YING (PUNKT 1)
Augenschmerzen nach Überarbeitung und bei Müdigkeit; Nachlassen der Sehkraft; Schmerzen bei chronischen Entzündungen der Stirnhöhle; Schnupfen und Migräne

YING-MING (PUNKT 2)
Druckempfindlichkeit durch Brillengestelle; beginnende Infektionskrankheiten des Nasen-Rachen-Raumes; verstopfte Nase

SI-BAI (PUNKT 3)
Körperliche, geistige bzw. seelische Erschöpfung; Zahnschmerzen; Entzündungen der Nasennebenhöhlen

TAI-YANG (PUNKT 4)
Unspezifische Kopfschmerzen, insbesondere in der Stirn; Schlafstörungen infolge von Belastungen; Augenschmerzen; Augenflimmern; Augenzittern; Bluthochdruck

TIP
Akupressur eignet sich besonders bei angestrengten und erschöpften Augen sowie bei Kopfschmerzen.

- Massieren Sie die beiden Punkte 2 (Ying-ming) auf die gleiche Weise. Drücken Sie mit beiden Daumen oder mit Daumen und Zeigefinger einer Hand rhythmisch gegen die Nasenwurzel, acht Atemzüge lang.
- Spüren Sie der Wirkung kurz nach.
- Massieren Sie die beiden Punkte 3 (Si-bai) in der Mitte der unteren Augenknochen unterhalb der Pupillenöffnungen ebenfalls acht Atemzüge lang.
- Spüren Sie kurz nach.
- Haken Sie nun die beiden Daumen am linken und rechten Schläfenansatz ein (Punkte 4 in der Abbildung Seite 63, Tai-yang). Kreisen Sie mit den Knöcheln der eingeknickten Zeigefinger um die Augen herum: Beginnen Sie an der Nasenwurzel, streichen Sie unter den Augenbrauen vorbei bis zur Nase zurück, nach vorn zur Nasenspitze hin, und beginnen Sie wieder oben an der Nasenwurzel. Kreisen Sie auf diese Weise achtmal um die Augen herum.
- Zum Abschluß zwicken Sie ein paarmal fest in die Haut an der Nasenwurzel. Halten Sie den Druck jeweils eine Sekunde lang, dann lassen Sie los.

● Schirmen Sie die Augen eine Weile mit den Händen ab (siehe Anleitung Seite 23), und spüren Sie der wohltuenden Wirkung der Massage nach.

In der chinesischen Medizin wird dieser Massagezyklus zweimal täglich – einmal morgens und einmal abends – zur Gesundheitsvorsorge der Augen empfohlen. Sie können bei Bedarf und je nach Beschwerden auch nur einzelne Punkte gezielt massieren.

Gesundes Licht

Ohne Sonne existiert kein Leben auf der Erde. Das Sonnenlicht ist sowohl für die Sehfähigkeit als auch für den gesamten Organismus lebensnotwendig. Es gibt keinen gleichwertigen und kostengünstigeren Ersatz für das natürliche Licht der Sonne. Die Augen sind in doppelter Hinsicht Lichtorgane:
● Ein großer Teil des aufgenommenen Lichts wird durch die optischen Sehbahnen, die Sehnerven, zum Sehen verwendet.
● Ein weiterer wesentlicher Teil des Lichts wird über die sogenannte energetische Sehbahn an den Hypothalamus und die Hirnanhangsdrüse weitergeleitet. Diese sind für die Hormonbildung, den Schlaf-Wach-Zyklus und andere biologische Rhythmen zuständig. Nach neuen Erkenntnissen spielen sie auch für das Immunsystem eine wichtige Rolle.

Wenn schon künstliche Beleuchtung sein muß, sollten wir nach Möglichkeit das Sonnenlicht in seiner spektralen Zusammensetzung und Veränderlichkeit nachahmen. Statisch gleichbleibendes Kunstlicht genügt unter bestimmten Normen zwar auch der optischen Sehfunktion – und nur diese wird bisher den Ergonomierichtlinien zugrunde gelegt –, nicht aber der biologischen.

Wenn Sie sich häufig in Räumen mit Kunstlicht aufhalten, ist es ratsam, öfter mal die Helligkeit zu verändern. Nach Möglichkeit sollten Sie Leuchten mit Dimmer benutzen und ab und zu die Lichtstärke reduzieren bzw. erhöhen. Auch eine Schreibtisch- bzw. Leselampe mit Dimmer ist sinnvoll. Verwenden Sie Leuchten mit einem annähernden Sonnenlichtspektrum (z. B. Truelite, Biolux).

Nachteile der Sehhilfen

Viele Menschen sind auf eine Sehhilfe angewiesen, in Deutschland ist es mittlerweile schon jeder zweite. Leider haben Brillen und Kontaktlinsen für ihre Träger nicht nur Vorteile.

Linsen machen das Auge unbeweglich

Optische Linsen sind so geschliffen, daß die Lichtstrahlen möglichst auf der Stelle des schärfsten Sehens, der Fovea centralis in der Netzhaut, zusammenfallen. Dadurch erscheint dem Fehlsichtigen das gesamte Bild durch die Brille oder Kontaktlinse gleich scharf. Das Auge muß sich die Sehschärfe nicht mehr durch viele kleine Feineinstellungsbewegungen (Saccaden) erarbeiten. Der Brillenträger tendiert dazu, mit relativ unbewegtem Blick bevorzugt durch die Mitte der Brille zu blicken, die Randbereiche bleiben meist ungenutzt. Daraus ergibt sich ein eher starres und unbewegliches Sehverhalten. Wenn Brillen- oder Kontaktlinsenträger ihre Sehhilfe absetzen bzw. herausnehmen, wirkt ihr Blick häufig starr und angestrengt.

Linsen verhindern eine natürliche Regulierung

Nach einer Studie an der Universität Münster schwankt die natürliche Sehstärke bei einem Normalsichtigen im Lauf des Tages um etwa eine viertel Dioptrie. Ein Brillen- oder Kontaktlinsenträger bemerkt diese Schwankung jedoch nicht. Beträgt das Sehen mit Hilfe von Korrekturgläsern 100 Prozent, ist es also gestochen scharf, so würde eine Schwankung zum Positiven – unter günstigen Sehbedingungen – als Überkorrektur erlebt. Wer einmal durch eine zu starke Brille geschaut hat, weiß, daß das unangenehm ist. Da der Organismus sich wohl fühlen möchte, unterdrückt er in diesem Fall

Bei Fehlsichtigkeit schafft eine Brille Abhilfe. Doch mit der Augenschule gelingt vielleicht eine Verbesserung der Sehfähigkeit auch ganz ohne eine Brille.

die Schwankung zum Positiven. Die Sehfähigkeit verliert dann ihre Dynamik und wird statisch stabil. Das hat für den Betroffenen den Vorteil, daß er mit Brille immer gleich scharf sehen kann. Der Fehlsichtige bemerkt keine situationsabhängigen Schwankungen mehr. Ein Nachlassen seiner Sehkraft wird er erst dann feststellen, wenn sich das statische Gleichgewicht der Sehfähigkeit auch mit Anstrengung nicht mehr aufrechterhalten läßt. Dann ist aber meist schon eine Korrektur der Glasstärke nach oben notwendig. So gerät der Träger von Sehhilfen schnell in einen verhängnisvollen Kreislauf: Ein starres, angestrengtes Sehmuster führt zu statischem Gleichgewicht der Sehfähigkeit; dies wiederum führt zum Nachlassen der Sehkraft.

Ein guter Weg zum besseren Sehen

Die Augenschule möchte dabei helfen, ein dynamisches Gleichgewicht der Sehfähigkeit zu bewahren oder wiederherzustellen. Dazu gehört für Fehlsichtige auch ein flexibler, situationsabhängiger Umgang mit Sehhilfen.

Folgende Maßnahmen können sinnvoll sein:
● Setzen Sie die Sehhilfe gelegentlich ab, bzw. nehmen Sie sie heraus. In diesem Fall sollte man dann bewußt auf eine weiche Sehweise umschalten und beispielsweise die Ästhetik des anders Wahrgenommenen genießen können, auch wenn es verschwommen erscheint. Viele Künstler bemühen sich, die Welt mit ihren fehlsichtigen Augen bewußt neu zu sehen und zu gestalten.
● Tragen Sie im Alltag eine um etwa 10 bis 20 Prozent unterkorrigierende Glasstärke, vorausgesetzt, Sie wollen oder müssen nicht gestochen scharf sehen. Wenn Sie parallel dazu die Augenschule praktizieren, werden Sie mit der unterkorrigierenden Brille bald wieder die Schwankungsbreite Ihres Sehvermögens, auch zum Positiven hin, bemerken.

Lassen Sie sich als Benutzer von Sehhilfen, also Brillen oder Kontaktlinsen, nicht in einen Teufelskreis hineinziehen!

Sie werden die schwächeren Gläser wieder als völlig ausreichend empfinden. Eine solche unterkorrigierende Brille, deren Werte Sie selbst nach dem letzten Brillenrezept berechnen können, gibt es als Ersatzbrille preiswert beim Optiker.

● Lassen Sie sich für bestimmte Sehaufgaben, z. B. Bildschirmarbeit, vom Augenarzt eine spezielle Arbeitsbrille verschreiben. Eine solche Brille ist optimal auf Ihre Sehfähigkeit und die Anforderungen Ihrer Tätigkeit abgestimmt.

Stenopäische Lochbrillen – Pro und Contra

Stenopäische Brillen, auch Augengymnastikbrillen, Lochbrillen, Aerobicbrillen oder Rasterbrillen genannt, kommen in einer großen Vielfalt auf dem Markt vor. Als ausgefallene »Alternativbrillen« sind sie in letzter Zeit mehr und mehr in Mode gekommen.

Eine stenopäische Lochbrille sieht aus wie das Facettenauge einer Fliege. Sie besteht aus einer Vielzahl kleiner Löchlein in einer undurchsichtigen Scheibe. Beim Sehen durch eine solche Brille entsteht dicht nebeneinander eine Vielzahl punktförmig scharfer Bildsegmente, ohne optische Brechung des Lichts.

Die Blende einer Fotokamera funktioniert nach dem gleichen Prinzip wie die stenopäische Lochbrille: Je kleiner die Öffnung, desto größer die Tiefenschärfe.

Ein einfacher optischer Trick

Das Prinzip der stenopäischen Lochbrille ist nicht neu. Sie können es selbst nachahmen, indem Sie mit einer Stecknadel ein Loch in einen Karton stechen und – ohne Sehhilfe – durch dieses Löchlein blicken: Trotz Fehlsichtigkeit erhalten Sie nun ein punktförmig scharfes Bild. Dieser Effekt ist dadurch zu erklären, daß das kleine Löchlein nur die Lichtstrahlen in die Pupille läßt, die weitgehend ungebrochen durch die Mitte der Augenlinse auf die Netzhaut gelangen. Deshalb spielt die Länge des Augapfels hierbei keine Rolle für eine optimale Sehschärfe.

Die stenopäische Brille

VORTEILE

- Die Augen werden zu schnellen Blickbewegungen angeregt, wenn sie von Loch zu Loch wandern. Einzelne Sehinformationen werden auf diese Weise gesammelt und zu einem gesamten Bild zusammengesetzt.

- Die Augenmuskeln werden beweglicher und besser durchblutet.

- Ein starres Blickmuster wird vermieden bzw. aufgelöst.

- Die Geschwindigkeit der Feineinstellungsbewegungen der Augen (Saccaden) wird erhöht.

- Die Akkommodationsfähigkeit von Linse und Ziliarmuskel wird aktiviert.

- Die Raumwahrnehmung in der Peripherie wird im Unterschied zur brechenden Linse nicht verändert, d.h., der Raum wirkt nicht verzerrt.

- Die ganze Bandbreite des Lichts fällt durch die Löchlein ins Augeninnere. Die Lichtmenge wird stark gemindert.

- Die stenopäische Lochbrille ist deshalb auch eine sinnvolle Alternative zur Sonnenbrille.

NACHTEILE

- Es wird kein zusammenhängendes scharfes Gesamtbild gesehen.

- Die stenopäische Lochbrille eignet sich deshalb auch nicht zum Autofahren.

- Das Sehen mit einer Lochbrille ist anfangs gewöhnungsbedürftig. Es wird empfohlen, mit wenigen Minuten täglich zu beginnen und die Tragedauer allmählich zu steigern.

- In der Dämmerung und bei ungünstigen Lichtverhältnissen ist der Lichteinfall zu gering.

Aufgrund dieser Einschränkungen dürfte eine stenopäische Lochbrille für Fehlsichtige in den seltensten Fällen eine wirkliche Alternative zur normalen Sehhilfe sein. Als Augentraining kann sie aber durchaus eine wünschenswerte Entspannung der Augen und eine Steigerung der Blickbeweglichkeit fördern.

Modegag oder ernsthafte Alternative zur Linsenbrille? Die stenopäische Lochbrille ist auf jeden Fall eine originelle Lösung bei Sehproblemen.

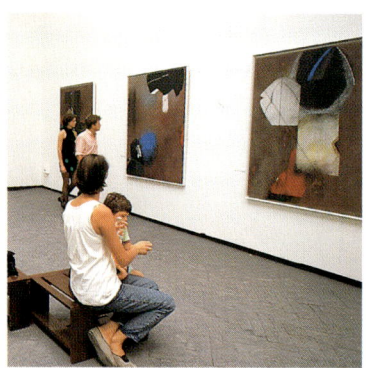

Mit den Übungen dieses Kapitels können Sie Ihre visuelle Wahrnehmungsfähigkeit steigern.

Die Übungen der Augenschule bieten eine sinnvolle Vorsorge für die Gesundheit Ihrer Augen – aber sie bieten auch spannende Seherfahrungen.

Das Augentraining mit Sehtafeln

Nun sind Ihnen bereits die fünf aufeinander aufbauenden Lektionen der Augenschule geläufig, mit denen Sie die Sehfähigkeit harmonisieren und kräftigen können. Im letzten Kapitel haben Sie dann Gesundheitstips rund ums Auge kennengelernt mit einfachen, aber wirkungsvollen Vorsorgemöglichkeiten.

In diesem Kapitel können Sie nun anhand von acht Sehtafeln Ihr Sehverhalten schulen und Ihre Sehfähigkeit spielerisch trainieren.

Was bei allen Übungen zu beachten ist

● Setzen Sie sich bequem hin, und lockern Sie Schultern und Nacken.

● Stellen Sie sich vor, Ihr Kopf würde am Scheitelpunkt sanft in die Höhe gehoben, wie von einem Magneten an der Decke angezogen.

● Halten Sie das Buch mit der entsprechenden Tafel in einem bequemen Abstand. Sie müssen keine der Tafeln gestochen scharf sehen. Wenn möglich, halten Sie jede Tafel an der Grenze von scharf zu unscharf.

● Für Fehlsichtige ist es von Vorteil, ohne ihre Brille oder ihre Linsen zu üben.

● Halten Sie das Buch ca. 45 Grad schräg und die Tafel so, daß Ihre Nasenspitze in die Mitte zeigt.

● Atmen Sie entspannt, und blinzeln Sie beim Üben häufig.

● Vergessen Sie nicht, Ihre Augen nach jeder Übung eine Weile abzuschirmen, um die Wirkung zu vertiefen.

Training der Kontrastwahrnehmung

Sehtafel »Punkteraster«

Bei den Übungen mit der Sehtafel »Punkteraster« auf Seite 73 geht es um die Wahrnehmung der Kontraste. Sie trainieren damit Ihre Fähigkeit, einen Punkt ganz scharf ins Auge zu fassen, und Sie können so das zentrale und punktgerichtete Sehen üben.

Mit den folgenden drei Übungen zum Punkteraster läßt sich außerdem die Sehschärfe Ihrer Augen verbessern.

Übung 1

● Lassen Sie Ihren Blick spontan über die Tafel wandern. Sehen alle Punkte gleich intensiv schwarz aus, oder erscheinen einige schwärzer als der Rest?

● Springen oder hüpfen Sie mit dem Blick immer dorthin, wo das Schwarz am dunkelsten erscheint. Das kann die Stelle sein, die Sie gerade anschauen, oder aber eine ganz andere Stelle, es können aber auch mehrere Stellen gleichzeitig als besonders dunkel erscheinen.

● Geben Sie Ihrem Blick die Freiheit, so schnell oder so langsam er will, zu den jeweils schwärzesten Punkten zu springen.

Schwarz und noch schwärzer – der Eindruck ist völlig subjektiv und trotzdem von jedem erfahrbar.

Übung 2

● Betrachten Sie das Punkteraster der Sehtafel »Punkteraster«, und wählen Sie einen beliebigen Punkt aus, den Sie konzentriert anblicken.

● Warten Sie, bis um diesen Punkt herum ein leuchtender weißer Rand – wie Neonlicht – erscheint, so als würde er von hinten erleuchtet.

● Erscheint Ihnen das Schwarz des Punktes nun schwärzer als zuvor und schwärzer als das Schwarz der benachbarten Punkte?

● Blicken Sie nun einen anderen schwarzen Punkt an. Achten Sie auf Ihren Atem: Atmen Sie durch den Punkt. Weiten Sie beim Einatmen die Augen, so als wollten Sie durch den Punkt hindurch einatmen. Beim Ausatmen entspannen Sie die Augen, so als wollten Sie die Atemluft mit dem Blick durch den schwarzen Punkt hindurch ausatmen. Sehen Sie wieder den weißen Rand, vielleicht noch weißer als zuvor?

● Verbinden Sie Ihren Atemfluß und Atemrhythmus mit jedem Punkt, den Sie anschauen, jeweils so lange, bis der leuchtende weiße Rand intensiver wird und der Punkt wie mit Neonlicht eingerahmt erscheint.

Empfohlene Übungszeit: Jeweils ein bis zwei Minuten

Übung 3

● Stellen Sie sich einen Pinsel vor, der an Ihrer Nasenspitze befestigt ist. Mit diesem Pinsel sollen Sie mühelos und ohne Druck feine Malerarbeiten ausführen, er soll leicht und präzise jeder Bewegung Ihrer Nasenspitze folgen können.

● Stellen Sie sich die schwarzen Punkte der Sehtafel als kleine Erhebungen oder als Vertiefungen auf einer weißen Fläche vor.

● Malen Sie mit dem imaginären Pinsel an Ihrer Nasenspitze mit sorgfältigen, gleichmäßigen Bewegungen ein sattes Deckweiß um denjenigen schwarzen Punkt herum, den Sie gerade anblicken.

● Tunken Sie den imaginären Pinsel immer wieder in strahlendweißes frisches Deckweiß.

● Anschließend tupfen Sie Ihren imaginären Pinsel in schwarze Tusche. Tupfen Sie die vorgestellte schwarze Tusche in den ausgewählten schwarzen Punkt, den Sie anblicken, hinein, und zeichnen Sie den Rand des Punktes mit Tusche nach.

Empfohlene Übungszeit: Ein bis zwei Minuten

Das Punkteraster zeigt ein völlig gleichmäßig konstruiertes Muster. Doch das Auge gestaltet seine Seheindrücke mit.

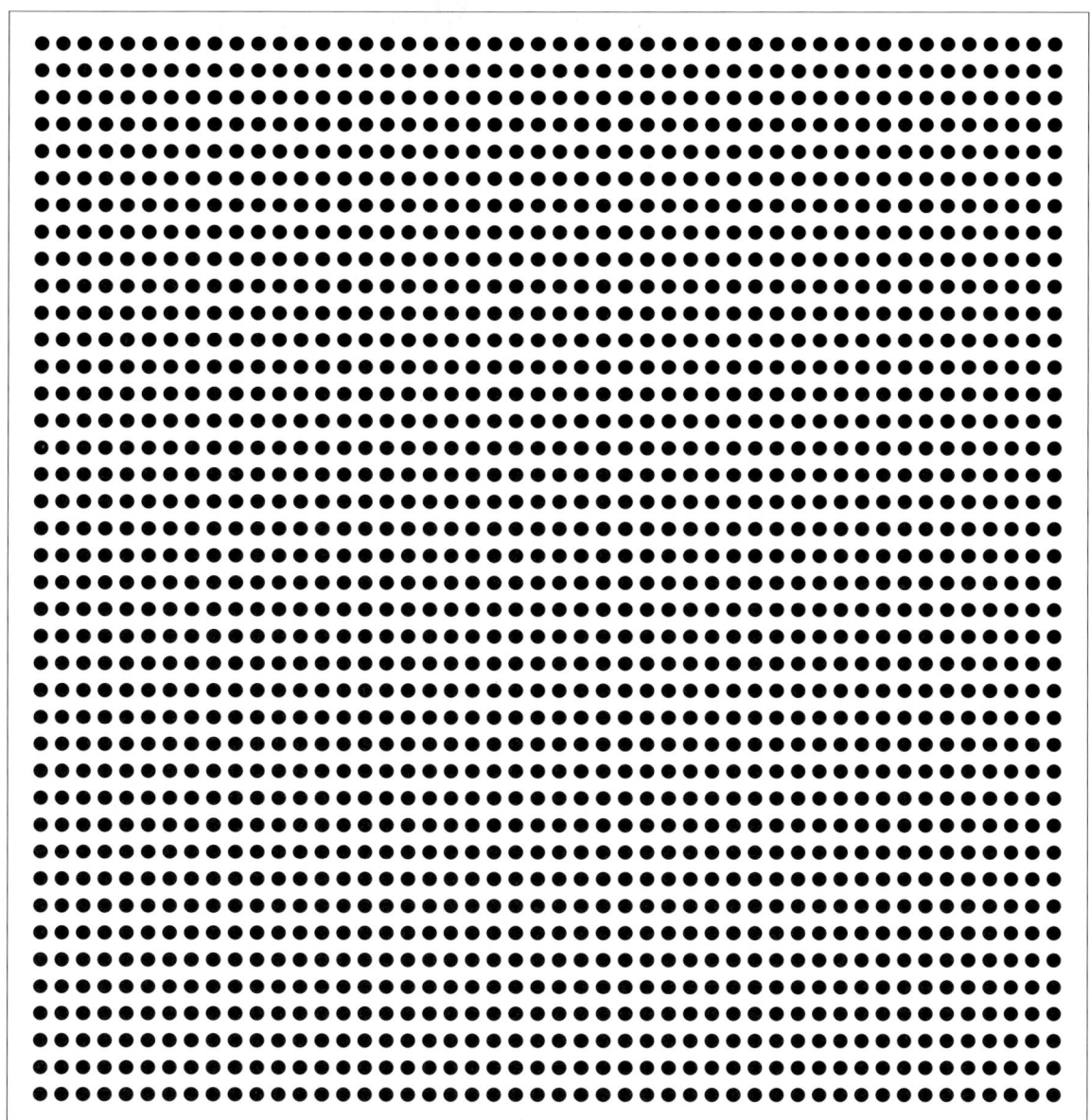

1. Lassen Sie den Blick spontan über die Punkte wandern. Springen Sie mit den Augen immer zu dem Punkt, der am dunkelsten wirkt. 2. Stellen Sie sich einen Pinsel an Ihrer Nasenspitze vor. Malen Sie um den Punkt, den Sie gerade anschauen, einen weißen Ring. Übungszeit: Jeweils ein bis zwei Minuten.

73

Training der Blickfolgebewegungen

Sehtafel »Labyrinth«

Bei der Übung mit der Sehtafel »Labyrinth« üben Sie, mit Ihrem Blick weich und beweglich einer vorgegebenen Figur oder einem bewegten Objekt zu folgen.

Sie können so eine optimale Augenbeweglichkeit trainieren. Diese ist neben anderen Faktoren für ein entspanntes Lesen unerläßlich.

Das Labyrinth ist eine klassische Problemlösungsaufgabe. Die Beweglichkeit des Auges hat einen wichtigen Anteil am Bewältigen von Aufgaben dieses Typs.

Das dargestellte Labyrinth ist übrigens der Plan zu einer ungewöhnlichen Gartenanlage in Pimpern in der englischen Grafschaft Dorset. Die Wege (und Irrwege) dieses Labyrinths wurden von Rosenhecken abgegrenzt. Diese Anlage war im 17. Jahrhundert eine beliebte Attraktion. Sie bestand bis zum Jahr 1730. Die nebenstehende Zeichnung ist einem Stich aus dem Jahr 1758 nachempfunden, der nach einer Zeichnung von John Bastard angefertigt wurde. Sie ermöglicht Ihnen heute, wenigstens mit den Augen durch dieses Rosenlabyrinth zu wandern.

● Folgen Sie dem Weg des Labyrinths auf der Sehtafel mit den Augen.
● Stellen Sie sich vor, Sie sind auf der Spur einer flink krabbelnden Ameise.
● Achten Sie darauf, daß Sie entspannt, weich und sehr tief atmen und dabei häufig blinzeln.
● Beteiligen Sie Ihre Nackenmuskeln an der Bewegung: Stellen Sie sich eine imaginäre Leine zwischen Ihrer Nasenspitze und der Ameise vor. Führen Sie die Ameise wie eine Marionette mit kleinen Bewegungen Ihrer Nasenspitze durch die verschlungenen Gänge dieses Labyrinths.

Empfohlene Übungszeit: Ein bis fünf Minuten

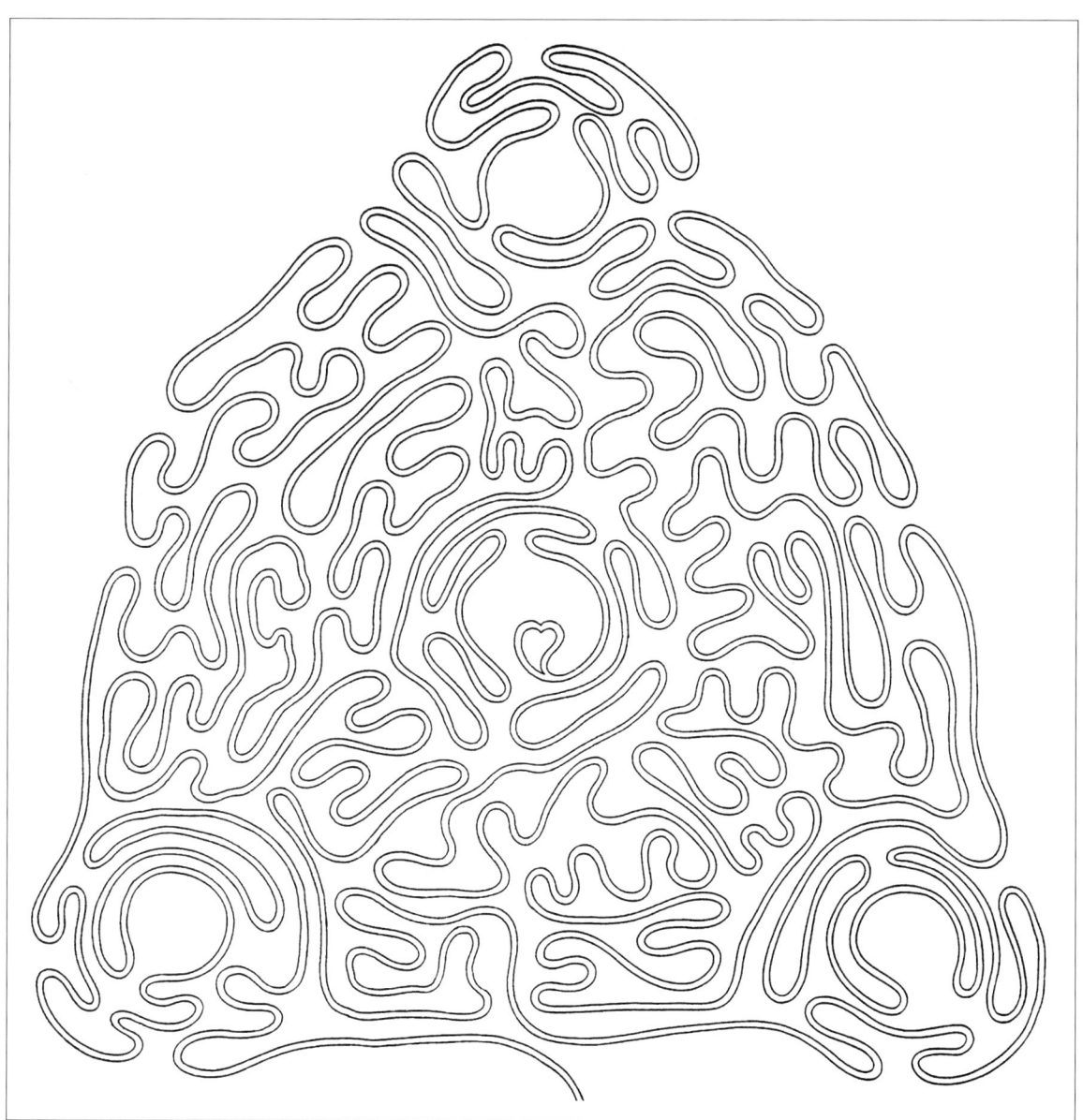

Folgen Sie den Labyrinthwegen mit den Augen. Stellen Sie sich eine Ameise vor, die an einer mit Ihrer Nasenspitze verbundenen Leine vor Ihnen herläuft. Führen Sie die Ameise mit kleinen Bewegungen Ihrer Nase durch die Gänge, und imitieren Sie dabei das Trippeln der Ameise mit Ihrem Lidschlag.

Training der äußeren Augenmuskeln

Sehtafel »Blicksprünge«

Bei den Übungen mit der Sehtafel »Blicksprünge« geht es um die Stärkung der äußeren Augenmuskulatur. Diese ist entscheidend für die Fähigkeit Ihrer Augen, mit dem Blick schnell von einem Punkt zu einem nächsten zu springen, blitzschnell ein Objekt mit dem Blick zu erfassen und loszulassen. Mit diesen beiden Übungen können Sie Ihre visuelle Orientierung im ganzen Blickfeld stärken und die Geschwindigkeit der Wahrnehmung verbessern.

Sechs äußere Muskeln umgeben den Augapfel. Sie befähigen das Auge, sich auf verschiedene Blickrichtungen auszurichten.

Übung 1

● Heften Sie den Blick auf Punkt A. Springen Sie nach links mit dem Blick los bis zum nächsten Punkt und weiter mit Blicksprüngen von Punkt zu Punkt bis zu Punkt B.
● Verweilen Sie bei jedem Punkt einen Atemzug lang, und ruhen Sie Ihren Blick dort aus. Fassen Sie den nächsten Punkt bereits vor dem folgenden Blicksprung peripher ins Auge.
● Erst dann springen Sie mit dem Blick dorthin.

Übung 2

● Beginnen Sie bei Punkt B, und führen Sie den Blick langsam – wie in Zeitlupe – Punkt für Punkt bis zu Punkt A. Beteiligen Sie die Nackenmuskulatur, indem Sie mit einem imaginären Pinsel an der Nasenspitze imaginäre schwarze Tusche auf die jeweiligen Punkte tupfen.
● Von Punkt A aus hüpfen Sie schnell von Punkt zu Punkt bis zu Punkt B.
● Von Punkt B ausgehend springen Sie dann zwei Blicksprünge vor, wieder einen zurück, bis nach Punkt A.

Empfohlene Übungszeit: Zwei bis drei Minuten

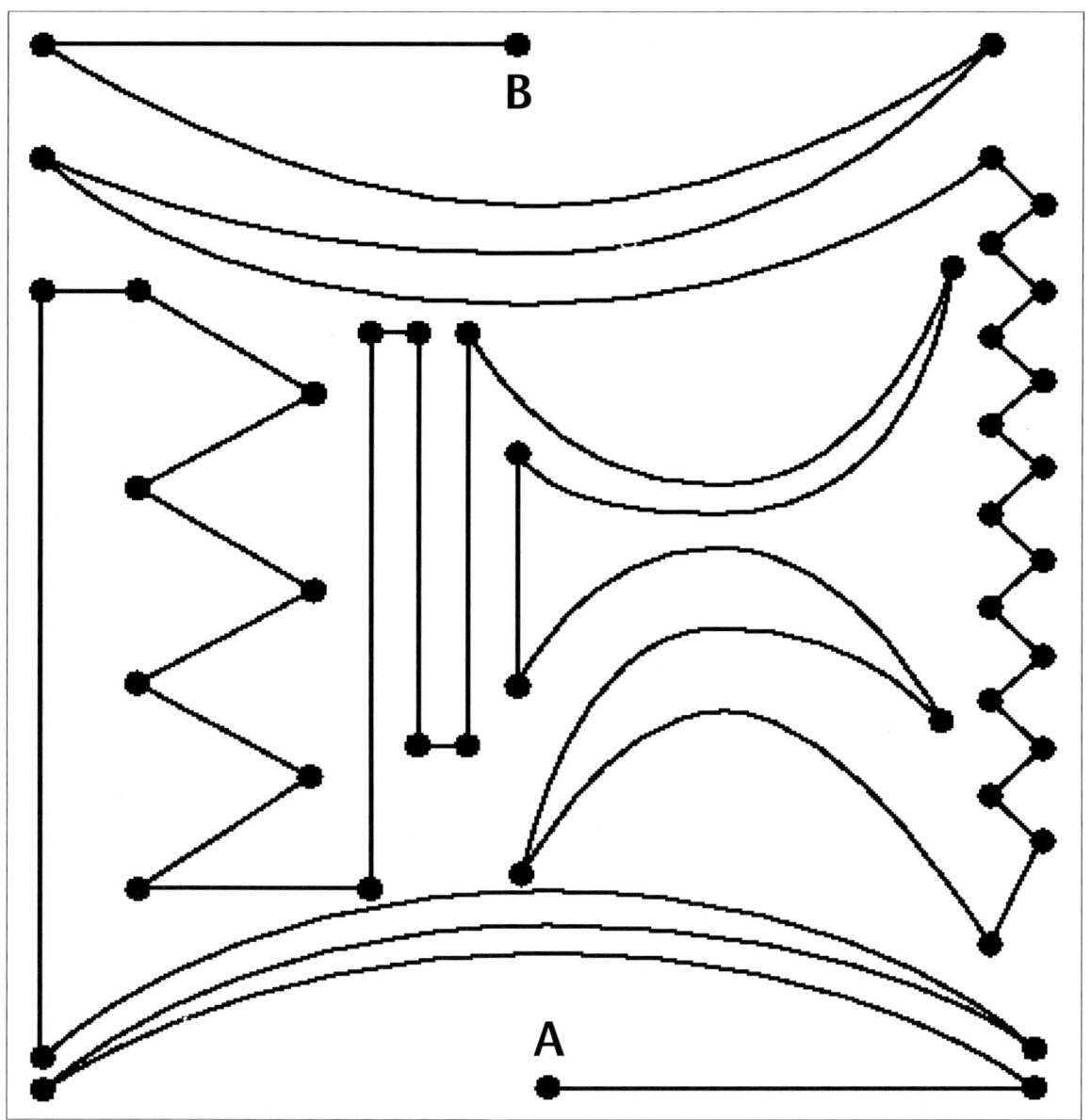

Fixieren Sie den Punkt A, springen Sie dann mit Ihrem Blick zum nächsten Punkt, und verweilen Sie dort einen Atemzug lang. Dann lassen Sie Ihren Blick weiter zum nächsten Punkt hüpfen. Auch dort ruhen Sie wieder aus. Dann so weitermachen, bis Sie zum Endpunkt B gelangt sind.

Training des weichen Blicks und der ganzheitlichen visuellen Wahrnehmung

Sehtafel »Lichtblüte«

Bei der Übung mit der Sehtafel »Lichtblüte« geht es um meditatives Entspannen des Blicks und ganzheitliches Sehen. Sie üben dadurch die Wahrnehmung mit allen Sinnen zugleich.

- Schauen Sie sich die Tafel an, und lassen Sie sie als ein Ganzes auf sich wirken.
- Spüren Sie ihre zentrierende Wirkung, als ob sich Ihr Blick in die Form einnisten möchte.
- Tauchen Sie mit dem Blick in ihr Zentrum ein.
- Weiten Sie Ihren Blick, und springen Sie mit voller Aufmerksamkeit und Phantasie vom Zentrum in der Mitte Ring für Ring nach außen. Nehmen Sie dabei jeweils einen ganzen Farbring mehr um das Zentrum herum wahr.
- Weiten Sie auf diese Weise Ihren Blick, indem Sie stufenförmig vom Zentrum ausgehen, wie bei einer Pyramide, bis Sie die Form und ihr Umfeld als Ganzes sehen.
- Springen Sie aufmerksam wieder Ring für Ring nach innen auf das Zentrum zu. Atmen Sie weich und tief, und blinzeln Sie häufig.
- Gehen Sie wieder vom Zentrum aus, weiten Sie sanft und weich den Blick, bis Sie die Lichtblüte als Ganzes erfassen.
- Entspannen Sie sich, während Sie das Bild als Ganzes mit weichem, zentriertem Blick auf sich wirken lassen. Werden Sie sich aller anderen Sinneseindrücke bewußt. Können Sie ein Pulsieren des Blicks in der Form wahrnehmen? Dadurch kann ein räumlich pulsierender Seheindruck entstehen. Lassen Sie sich überraschen, und genießen Sie diesen Effekt.

Empfohlene Übungszeit: 5 bis 20 Minuten

Im Sehalltag unserer Augen ist meist schnelles Erkennen von visuellen Zeichen und Symbolen gefragt. Der weiche, auf Ganzheit gerichtete Blick schafft dazu den notwendigen Ausgleich.

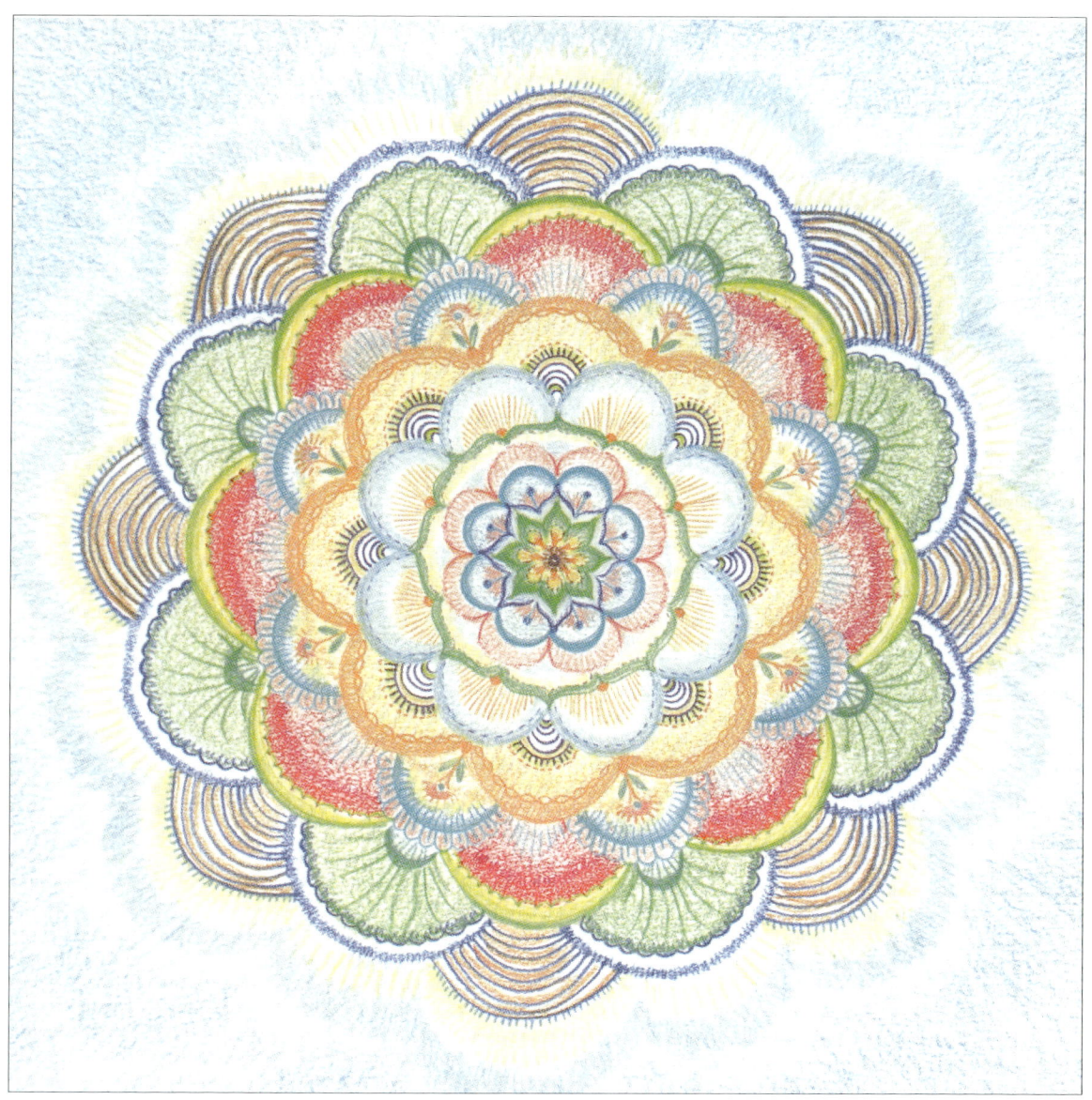

Lassen Sie die Sehtafel »Lichtblüte« auf sich wirken. Tauchen Sie mit dem Blick in ihr Zentrum ein. Weiten Sie ihn; springen Sie aufmerksam von Ring zu Ring nach außen, danach wieder nach innen. Atmen Sie dabei weich und tief, blinzeln Sie oft, und nehmen Sie alle anderen Sinneseindrücke bewußt wahr.

Training der Nah-Fern-Einstellung der Augen (Akkommodation)

Sehtafel »Schriftgrößen«

Übung 1

● Bedecken Sie das rechte Auge mit einer Hand. Üben Sie dabei keinen Druck aus. Das bedeckte Auge blinzelt unter der Hand weiter mit. Halten Sie die Tafel senkrecht in der anderen Hand.

● Blicken Sie mit dem linken offenen Auge auf ein Wort im ersten Abschnitt. Führen Sie dann die Tafel – mit oder ohne Sehhilfe – so dicht an das Auge heran, bis das Wort verschwimmt. Führen Sie die Tafel vom Auge weg und wieder darauf zu, so nah, daß das Wort diesesmal ganz verschwimmt.

● Fahren Sie mit dieser Bewegung fort: Sie erinnert an das Posaunespielen.

● Bedecken Sie nun das linke Auge. Führen Sie die Bewegung jedesmal so nah an das offene, blinzelnde Auge heran, daß das angeschaute Wort ganz verschwimmt.

● Posaunen Sie nun mit einem Wort des zweiten Abschnitts einige Male mit jedem Auge.

● Abschließend posaunen Sie mit einem Wort des dritten und des vierten Abschnitts.

Empfohlene Übungszeit: Ein bis zwei Minuten

Übung 2

● Stellen Sie sich einen Pinsel an Ihrer Nasenspitze vor.

● Bewegen Sie den imaginären Pinsel über die Buchstaben der ersten Zeile des ersten Abschnitts. Stellen Sie sich die schwarzen Buchstaben als Erhebungen vor, die Sie mit Ihrem Nasenpinsel abstauben.

Bei der Posaune wird die Tonhöhe durch ruckartiges Verändern der Rohrlänge geregelt. Ähnlich ruckartige Veränderungen der Entfernung sind hier gefordert.

Wär' nicht das Auge sonnenhaft, die Sonne könnt' es nie erblicken; läg' nicht in uns des Gottes eigne Kraft, wie könnt' uns Göttliches entzücken?

Johann Wolfgang von Goethe

Ich bitte nicht um Wunder und Visionen, Herr, sondern um Kraft für den Alltag. Lehre mich die Kunst der kleinen Schritte.
Mach mich findig und erfinderisch, um im täglichen Vielerlei und Allerlei rechtzeitig meine Erkenntnisse und Erfahrungen zu notieren, von denen ich betroffen bin.

Mach mich griffsicher in der richtigen Zeiteinteilung. Schenke mir das Fingerspitzengefühl, um herauszufinden, was erstrangig und was zweitrangig ist. Ich bitte um Kraft für Zucht und Maß, daß ich nicht durch das Leben rutsche, sondern den Tagesablauf vernünftig einteile, auf Lichtblicke und Höhepunkte achte und hin und wieder Zeit finde für einen kulturellen Genuß.
Laß mich erkennen, daß Träume nicht weiterhelfen, weder über die Vergangenheit noch über die Zukunft. Hilf mir, das nächste so gut wie möglich zu tun und die jetzige Stunde als die wichtigste zu erkennen. Bewahre mich vor dem naiven Glauben, es müßte im Leben alles glattgehen. Schenke mir die nüchterne Erkenntnis, daß Schwierigkeiten, Niederlagen, Mißerfolge, Rückschläge eine selbstverständliche Zugabe zum Leben sind, durch die wir wachsen und reifen.

Erinnere mich daran, daß das Herz oft gegen den Verstand streikt. Schicke mir im rechten Augenblick jemanden, der den Mut hat, mir die Wahrheit in Liebe zu sagen.
Ich möchte Dich und die Anderen immer aussprechen lassen. Die Wahrheit sagt man nicht sich selbst, sie wird einem gesagt.
Ich weiß, daß man viele Probleme dadurch löst, daß man nichts tut. Gib, daß ich warten kann.
Du weißt, wie sehr wir der Freundschaft bedürfen. Gib, daß ich diesem schönsten, schwierigsten, riskantesten und zartesten Geschenk gewachsen bin.
Verleihe mir die nötige Phantasie, im rechten Augenblick ein Päckchen Güte, mit oder ohne Worte, an der richtigen Stelle abzugeben.
Mach aus mir einen Menschen, der einem Schiff mit Tiefgang gleicht, um auch die zu erreichen, die »unten« sind.
Bewahre mich vor der Angst, ich könnte das Leben versäumen.
Gib mir nicht, was ich wünsche, sondern was ich brauche. Lehre mich die Kunst der kleinen Schritte!

Gebet von Antoine de Saint-Exupéry

Betrachten Sie ein Wort in einem der obigen Texte mit einem Auge (das andere decken Sie ab). Führen Sie dann die Tafel so dicht an Ihr Auge heran, bis das Wort verschwimmt. Danach bewegen Sie die Tafel wieder weiter weg, dann wieder näher heran. Die Bewegung erinnert an das Posaunespielen.

● Am Ende der Zeile fahren Sie mit Ihrem imaginären Nasenpinsel zwischen den Zeilen zum Anfang der zweiten Zeile zurück, um dann die zweite Zeile in Leserichtung wieder abzustauben.

● Während Ihr Nasenpinsel jeweils zum Anfang einer Zeile zurückkehrt, nehmen Sie in der Gegenrichtung die vorbeiziehenden Buchstaben der Ober- und Unterzeile wahr – ganz wie die vorbeihuschenden Telefonmasten bei einer Zugfahrt.

● Führen Sie die Übung in gleicher Weise mit den folgenden drei Abschnitten aus. Bemühen Sie sich nicht darum, alles erkennen zu können. Es ist sogar von Vorteil, wenn die Buchstaben nicht gestochen scharf erscheinen oder sogar verschwimmen.

Bei der bewußten Verschmelzung der Einzelbilder des linken und des rechten Auges kommt es häufig zu überraschenden Effekten. Probieren Sie es aus, und seien Sie gespannt darauf, was Ihnen Ihre Augen bieten werden.

Training des beidäugigen Sehens

Sehtafel »Farbenfusion«

● Halten Sie einen Finger in die Mitte zwischen Ihrer Nasenspitze und der Tafel.

● Blicken Sie mit beiden Augen auf den Finger und nicht auf die Tafel: Sehen Sie vier Farbpunkte, zwei blaue und zwei rote, im Hintergrund?

● Wenn nicht: Kneifen Sie, während Sie dabei auf den Finger blicken, schnell hintereinander erst ein Auge, dann das andere zu. Springen die beiden Punkte im Hintergrund mal nach links, mal nach rechts?

● Sobald Sie dieses Hüpfen wahrnehmen, können Sie wieder entspannt mit beiden Augen auf den Finger blicken und mit etwas Geduld die vier Punkte im Hintergrund sehen.

● Bewegen Sie nun den Finger auf die Nasenspitze zu, bis das im Hintergrund gesehene Doppelbild der beiden Punkte sich so überlagert, daß drei Punkte erscheinen.

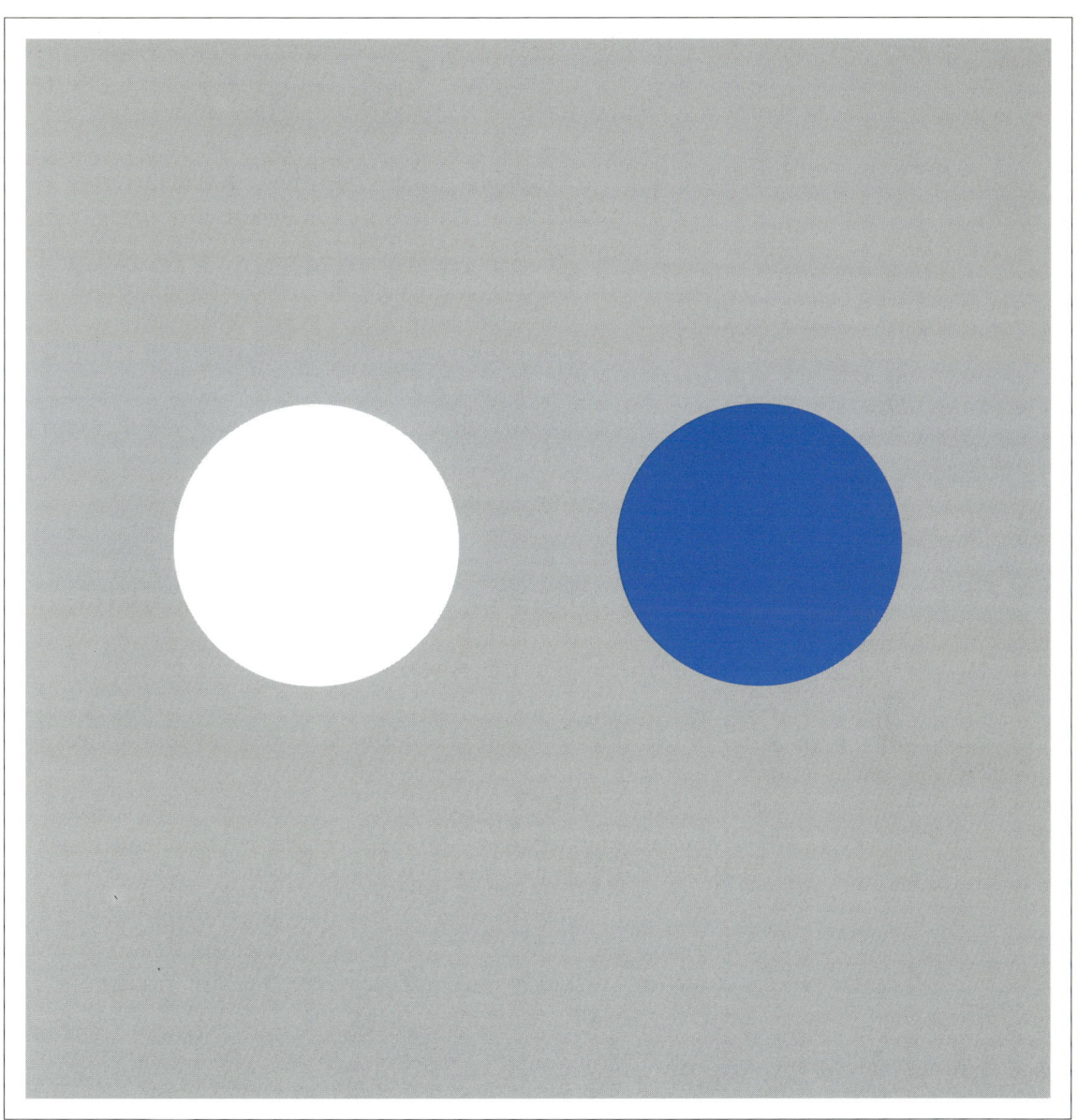

Halten Sie einen Finger in die Mitte zwischen Ihrer Nasenspitze und der Tafel. Blicken Sie auf Ihren Finger. Sehen Sie vier teilweise ineinandergeschobene Farbpunkte im Hintergrund? Wenn nicht, kneifen Sie schnell erst ein Auge, dann das andere zu. Springen nun die Punkte im Hintergrund?

Beobachten und genießen Sie das Farbenspiel im fusionierten Bereich. Erscheint es Ihnen wie ein schimmernder Opal?

● Wenn Sie mit beiden Augen gleich intensiv wahrnehmen, erscheint eine Mischfarbe (Violett). Sie können dieses Farbenspiel beeinflussen, indem Sie beim Schauen mal mehr an die eine Farbe, also Rot, denken, dann mal mehr an die andere, also Blau.

● Ein ausgeglichenes dynamisches Farbenspiel im verschmolzenen Bereich, bei dem die Mischfarbe glänzend erscheint und der Punkt scheinbar zu schweben beginnt, zeigt Ihnen an, daß der Fusionsvorgang im Gehirn mehr Energie bekommt und aktiviert wird.

● Sie sammeln sich geistig und fühlen sich anschließend visuell gegenwärtiger und offener. Ihr Gehirn steigert seine Aktivität im Alpha-Wellenbereich, was einen entspannten und aufnahmebereiten Zustand anzeigt.

Empfohlene Übungszeit: Ein bis fünf Minuten

Training des stereoskopischen Sehens

Sehtafel »3-D-Bild«

Die magischen 3-D-Bilder haben mit ihrem Reiz, hinter der Bildoberfläche noch eine räumliche Struktur zu entdecken, auch einen heilenden Effekt: Sie entkrampfen den einseitig konzentrierten Blick. Außerdem regen sie die plastische Vorstellungskraft und Phantasie an.

● Führen Sie die Tafel mit beiden Händen an Ihre Nasenspitze heran und dann wieder von Ihrer Nasenspitze weg.
● Blicken Sie beim Wegführen mit beiden Augen weich durch das Bild hindurch, als würden Sie durch farbiges, lichtdurchlässiges Glas blicken.

Wenn Sie den Umschalteffekt des Auges bei magischen 3-D-Bildern noch nicht kennen, dauert es vielleicht einige Zeit, bis er sich einstellt. Haben Sie etwas Geduld, irgendwann klappt es bestimmt!

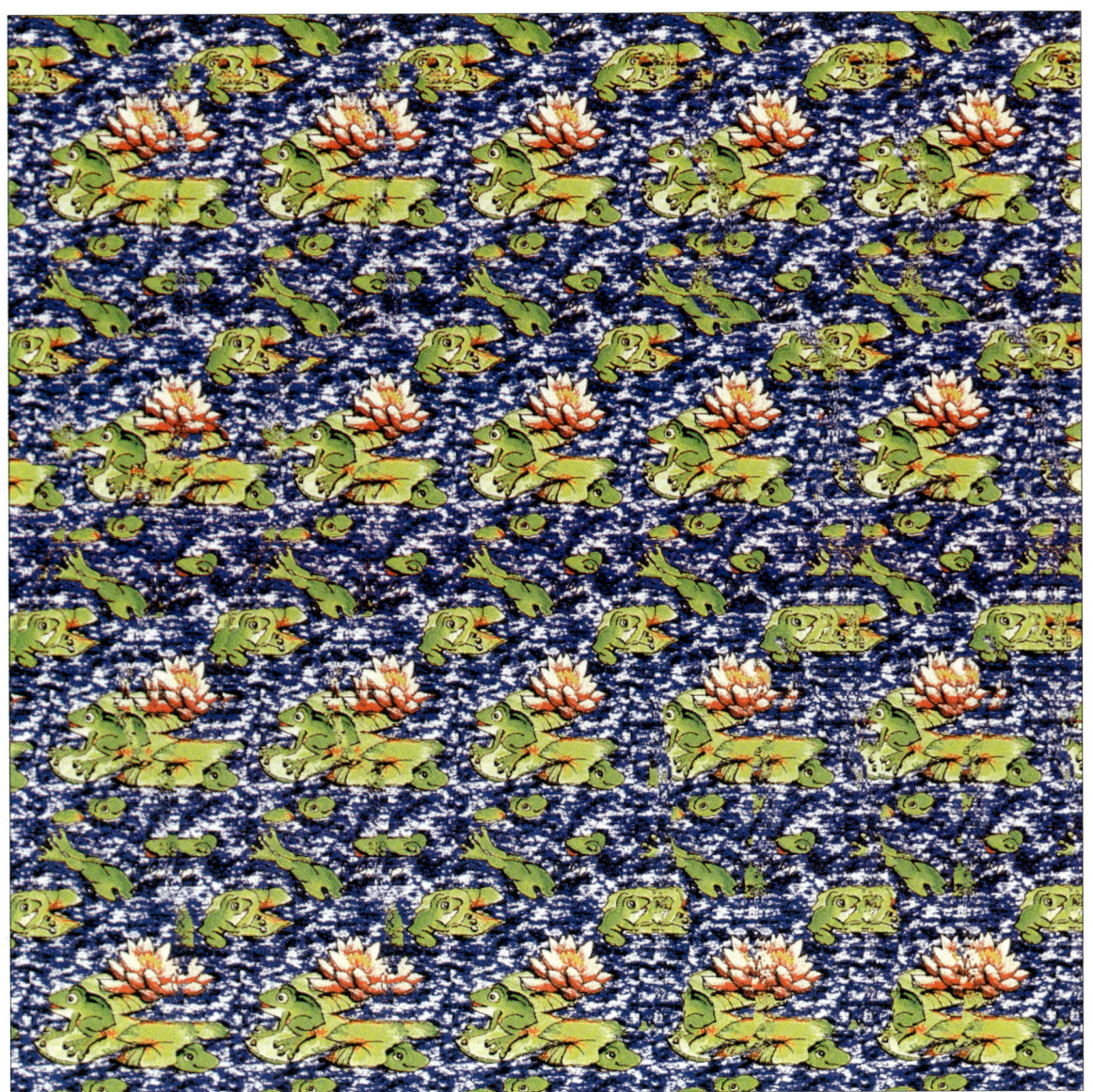

Führen Sie das 3-D-Bild an Ihre Nasenspitze und dann langsam wieder von ihr weg. Blicken Sie beim Wegführen mit beiden Augen weich durch das Bild hindurch. Das Bild darf dabei verschwimmen. Nach einiger Zeit entsteht dann eine plastische Darstellung, in der Ihr Blick dann entspannt spazieren kann.

● Das Bildmotiv darf dabei ruhig verwackeln und verschwimmen.

● Wenn sich auf dem Weg von der Nase weg in einer bestimmten Entfernung nicht spontan ein dreidimensionaler Seheindruck einstellt, wiederholen Sie den Vorgang mehrmals – wie das Posaunen in der Übung 1 mit der Sehtafel »Schriftgrößen« auf Seite 80.

● Sobald ein dreidimensionaler Seheindruck entsteht, entspannen Sie sich wieder. Spazieren Sie dann mit dem Blick in dem plastisch wirkenden Bild: Gehen Sie in Ihrer Vorstellung um die dreidimensionalen Gebilde und im Raum herum. Nehmen Sie wahr, wie sich der räumliche Eindruck allmählich vertieft und weitet.

Empfohlene Übungszeit für Anfänger: Ein bis fünf Minuten
Für Fortgeschrittene: 10 bis 20 Minuten

Durch die Übungen mit der Sehtafel »Landschaft« können Sie etwas über Ihr optisches Kurzzeitgedächtnis erfahren und es auch gleichzeitig trainieren.

Training des visuellen Gedächtnisses und der bildhaften Vorstellungskraft

Sehtafel »Landschaft«

Bei den Übungen mit der Sehtafel »Landschaft« trainieren Sie das blitzschnelle, detailgenaue Erfassen von bildhaften Informationen. Mit den beiden folgenden Übungen steigern Sie Ihr optisches Kurzzeitgedächtnis.

Übung 1

● Schauen Sie sich das Foto in Ruhe an.

● Schließen Sie die Augen, und stellen Sie sich das Bild nun vor Ihrem inneren Auge vor. Malen Sie in Ihrer Phantasie das Foto wie ein Ausmalbild in einem Kindermalbuch mit Farben aus.

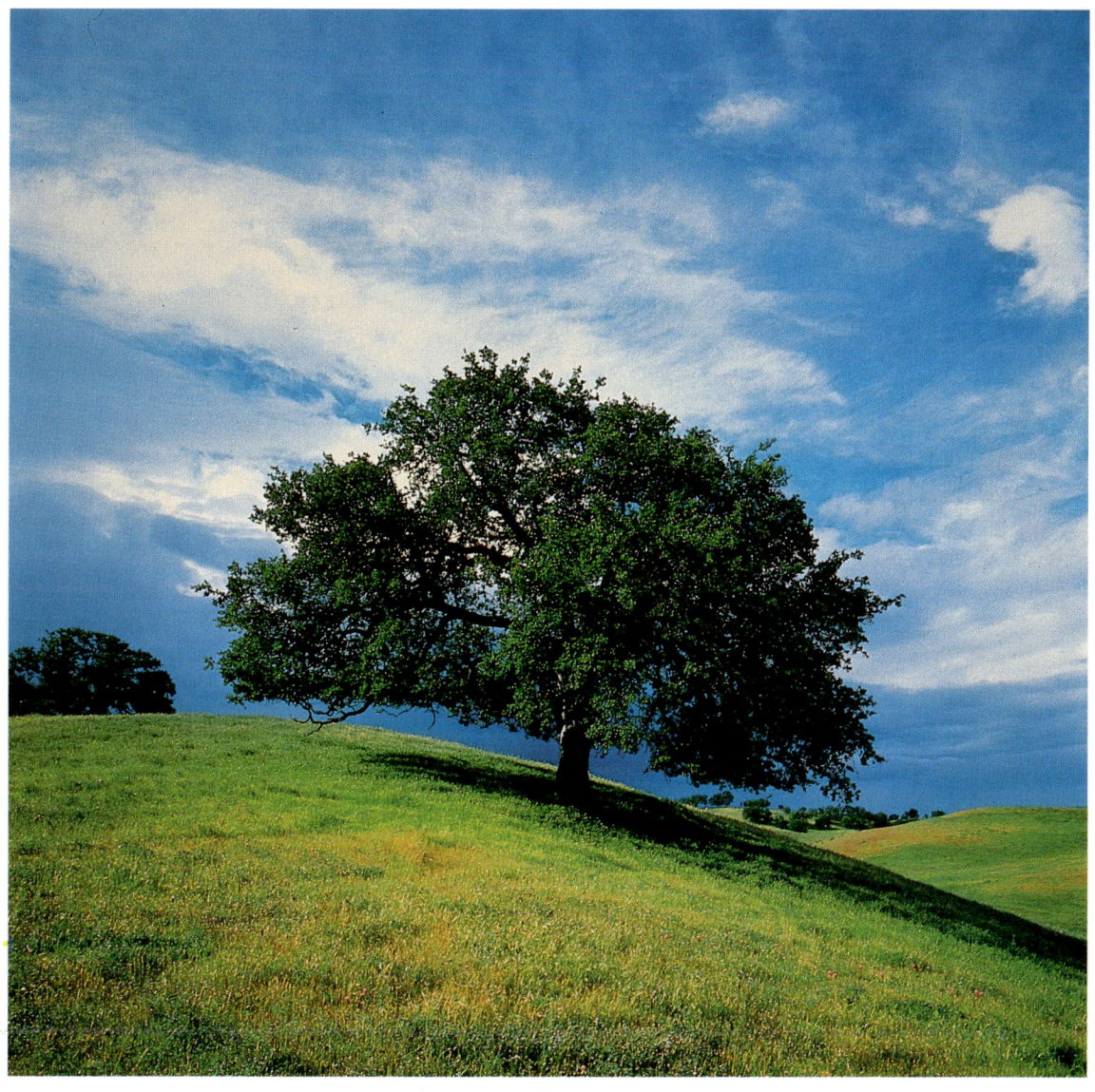

Betrachten Sie sich das Foto in aller Ruhe. Schließen Sie nun die Augen, und stellen Sie sich das Bild vor Ihrem inneren Auge vor. Malen Sie aus dem Gedächtnis das Foto mit Farben nach. Öffnen Sie dann die Augen wieder. An welche Flächen und Farben konnten Sie sich mühelos erinnern?

● Öffnen Sie die Augen, und schauen Sie sich das Landschaftsfoto noch einmal an. An welche Flächen konnten Sie sich mühelos erinnern? An welche Farben?

Übung 2

● Halten Sie das Foto in Ihren Händen, und schließen Sie die Augen.

● Öffnen Sie die Augenlider blitzartig für den Bruchteil einer Sekunde – wie den Verschluß einer Kamera.

● Stellen Sie sich vor, das so fotografierte Bild wird in Ihrem Kopf nun entwickelt. Verfolgen Sie mit geschlossenen Augen, wie das Bild in der Entwicklerflüssigkeit langsam klarere und schärfere Konturen annimmt. Betrachten Sie in aller Ruhe das fertig entwickelte Bild im Geiste.

Empfohlene Übungszeit: Ein bis zwei Minuten

Übung 3

● Schauen Sie sich das Foto in Ruhe an.

● Schließen Sie die Augen.

● Versetzen Sie sich körperlich in die Landschaft, die das Foto zeigt, hinein.

● Hören Sie die Geräusche, die Sie in dieser Landschaft umgeben. Riechen Sie die Düfte, die Sie dort umspielen, und gehen Sie in dieser Landschaft spazieren.

● Stellen Sie sich vor, wie sich die Landschaft außerhalb des Fotos fortsetzt, und gehen Sie in diesen weiterführenden Teil hinein.

● Finden Sie einen schönen, zum Verweilen einladenden Platz. Genießen Sie den Aufenthalt an diesem Platz.

● Wenden Sie Ihre Aufmerksamkeit dann wieder der Außenwelt zu: Öffnen Sie die Augen, recken und strecken Sie sich wie nach einem Schläfchen. Betrachten Sie nochmals das Foto, um festzustellen, was Ihre Phantasie darin weitergesponnen hat.

Ein Bild bietet eine riesige, komplexe Fülle von Informationen. Jeder Betrachter wählt andere Informationen aus und stellt so aus seinem optischen Kurzzeitgedächtnis »sein« Bild zusammen.

Kurzübungen für lebendiges Sehen

Acht Schritte zum Erfolg

Viele Übungsprogramme zur Gesundheitsvorsorge scheitern im Alltag oft daran, daß sie zu zeitaufwendig erscheinen. Dem will das Kurzübungsprogramm der Augenschule abhelfen. Es erfordert nur wenig Zeit – zwei, drei Minuten für das ganze Programm – und ist dennoch äußerst wirkungsvoll, vor allem wenn Sie es mehrmals täglich, mindestens aber einmal täglich praktizieren.

Das Kurzübungsprogramm der Augenschule besteht aus 20 Übungen, die nacheinander durchgeführt werden. Die einzelnen Schritte sind einfach zu erlernen und von den fünf Lektionen (Seite 18 bis 57) her zum größten Teil bekannt.

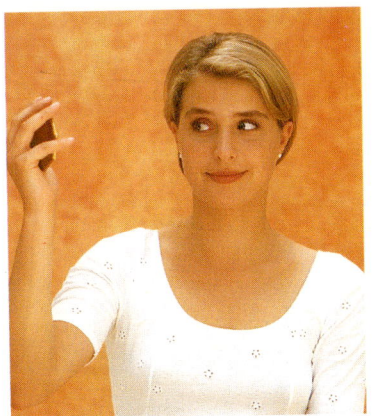

Mit den folgenden 20 einfachen Übungen können Sie täglich Ihre Augen trainieren.

Eine tägliche Wohltat für Ihre Augen

Alle Übungen sollen leicht, fließend und spielerisch, nie ruckhaft und mechanisch ausgeführt werden. Sollte eine Übung schmerzhaft sein oder Schwierigkeiten bereiten, zwingen Sie sich nicht dazu, sie auszuführen. Beenden Sie eine Übung, sobald Sie Schmerzen verspüren oder sich unwohl fühlen, und machen Sie mit der nächsten Übung weiter. Atmen Sie bei allen Übungen tief und weich. Wenn Sie dabei die Luft anhalten oder flach atmen – was bei Anstrengung leicht geschehen kann –, wird der Bereich, den Sie dehnen – im Körper wie auch bei den Augen –, nicht ausreichend mit Sauerstoff versorgt und bleibt weiterhin verspannt. Das Ausatmen ist ein Reinigungsvorgang des Körpers,

Stellen Sie einen festen Plan für Ihr tägliches Übungsprogramm auf. Ihre Augen werden Ihnen die Regelmäßigkeit danken.

89

Kurzübungsprogramm in acht Schritten

1

Schauen Sie sich zunächst alle Fotos zu den Übungen an.

2

Lesen Sie den entsprechenden Text zu den Fotos. Sie werden sehen, daß die Übungen leicht durchzuführen ist.

3

Probieren Sie die Übungen einmal der Reihe nach aus.

4

Nehmen Sie sich vor, jeden Tag mehrmals vier der insgesamt 20 Übungen aus dem Gedächtnis heraus auszuführen: am ersten Tag die Übungen 1 bis 4, am zweiten die Übungen 5 bis 8, am dritten die Übungen 9 bis 12, am vierten die Übungen 13 bis 16 und am fünften Tag die Übungen 17 bis 20.

5

Einmal am Tag praktizieren Sie mit Hilfe des Buches alle 20 Übungen nacheinander. Sie werden feststellen, daß das Üben immer fließender geht.

6

Vom 6. bis 9. Tag steigern Sie sich täglich: Am sechsten Tag machen Sie die Übungen 1 bis 8 nacheinander, am siebten Tag die Übungen 1 bis 12, am achten Tag 1 bis 16 und am neunten Tag alle 20 Übungen, also das gesamte Programm.

Ein Tip: Kopieren Sie sich die entsprechenden Seiten aus diesem Buch, so daß Sie auf einen Blick nachschauen können, wenn Sie bei einer Übung hängen bleiben.

7

Achten Sie ab dem 10. Tag mehr auf fließende Übergänge der Übungen ineinander.

8

Sehr hilfreich ist es, das Programm zu zweit oder mit mehreren Personen zu erlernen. Eine Person sollte dabei die Anleitung übernehmen.

WICHTIG!

Sie können das Kurzübungsprogramm der Augenschule im Sitzen oder im Stehen – auch an Ihrem Arbeitsplatz – ausführen.
Bei Bildschirmarbeit sind entsprechende Pausen gesetzlich vorgeschrieben.

Üben Sie möglichst ohne Sehhilfe – also Brille absetzen oder Kontaktlinsen aus den Augen nehmen!

ein Befreien von Giftstoffen. Achten Sie beim Üben besonders auf ein vollständiges Ausatmen, am besten mit leicht geöffnetem Mund, das Einatmen kommt dann ganz von selbst.

20 schnelle Übungen

Übung 1

Richten Sie Ihre Augen nach links. Einatmen, die Spannung der Augenmuskeln halten, bis drei zählen, ausatmen. Augen zur Mitte zurückkehren lassen. Mit einem tiefen Atemzug entspannen.

Übung 2

Richten Sie Ihre Augen nach rechts. Einatmen, die Spannung der Augenmuskeln halten, bis drei zählen, ausatmen. Augen zur Mitte zurückkehren lassen. Mit einem tiefen Atemzug entspannen.

Übung 3

Augen nach oben richten. Einatmen, Spannung der Augenmuskeln halten, bis drei zählen, ausatmen. Augen zur Mitte zurückkehren lassen. Mit einem tiefen Atemzug entspannen.

Übung 4

Augen nach unten richten. Einatmen, Spannung der Augenmuskeln halten, bis drei zählen, ausatmen. Augen zur Mitte zurück. Mit einem tiefen Atemzug entspannen.

Übung 5

Kopf nach links drehen, über die linke Schulter nach hinten blicken. Einatmen, Spannung halten, bis drei zählen, ausatmen. Kopf und Augen zur Mitte zurück. Mit einem tiefen Atemzug entspannen.

Öffnen Sie während des Übens nach Möglichkeit ein Fenster für eine ausreichende Frischluftzufuhr.

Übung 6

Kopf nach rechts drehen, über die rechte Schulter nach hinten blicken. Einatmen, Spannung halten, bis drei zählen, ausatmen, dann Kopf und Augen zur Mitte zurück. Mit einem tiefen Atemzug entspannen.

Übung 7

Hände am Hinterkopf verschränken, Kopf nach unten drükken, den Blick gerade nach vorn. Einatmen, Spannung halten, bis drei zählen, ausatmen, dann Kopf und Augen zur Mitte zurückbringen und insgesamt entspannen.

Übung 8

Kopf auf eine Faust stützen, mit dem Kinn auf die Faust drücken, Kopf und Blick gerade nach vorn. Einatmen, Spannung halten, bis drei zählen, ausatmen, dann mit einem Seufzer alle Spannung im Nacken und im Körper lösen.

Übung 9

Augen drei Atemzüge lang nach links rollen. Augen kurz schließen und einen tiefen Atemzug lang entspannen.

Übung 10

Augen drei Atemzüge lang nach rechts rollen. Augen schließen und einen tiefen Atemzug lang entspannen.

Übung 11

Drei Atemzüge lang mit dem Blick eine riesige liegende Acht auf eine gegenüberliegende Wand zeichnen. Augen kurz schließen und einen tiefen Atemzug lang entspannen.

Übung 12

Dreimal Hände seitwärts auseinanderführen. Weich zwischen den Händen hindurchschauen. Augen schließen und einen tiefen Atemzug lang entspannen.

Ein ganz wichtiger Teil jeder Übung ist das Entspannen am Schluß. Nur wenn Sie diese Erholungsphase auch wirklich einhalten, bringt die Übung den gewünschten Erfolg.

Übung 13

Rechtes Auge mit rechter Hand abdecken, linken Daumen etwa 40 Zentimeter vor die Nase halten. Dann Blick zum Horizont, Blick zum Daumen, Blick zur Nasenspitze, Blick auf den Daumen, Blick zum Horizont (siehe Übung »Blickstafette«, Seite 50). Augen schließen und einen tiefen Atemzug lang entspannen.

Übung 14

Linkes Auge mit linker Hand abdecken, rechten Daumen 40 Zentimeter vor die Nasenspitze halten. Dann Blick zum Horizont, Blick auf den Daumen, Blick auf die Nasenspitze, Blick auf den Daumen, Blick zum Horizont. Augen schließen und einen tiefen Atemzug lang ausruhen.

Übung 15

Beide Daumen in einer Blicklinie 20 und 40 Zentimeter vor die Nase halten. Dann drei Atemzüge lang Blick auf den vorderen Daumen richten, dabei beiläufig wahrnehmen, wie im Hintergrund zwei Daumen sichtbar werden (siehe Übung »Fingertor«, Seite 53). Augen schließen und mit einem tiefen Atemzug entspannen.

Übung 16

Daumen in einer Blicklinie vor die Nase halten. Dann drei Atemzüge lang auf den hinteren Daumen blicken, dabei das Fingertor vorn wahrnehmen. Augen schließen und einen tiefen Atemzug lang entspannen.

Übung 17

Dreimal laut und herzhaft gähnen.

Übung 18

Drei Atemzüge lang schnelle Lidschläge wie Flügelschläge eines Kolibris machen.

**Der Sehsinn ist von Natur aus neugierig.
Unterstützen Sie die Energie und Lebendigkeit Ihrer Augen!**

Übung 19

Den Blick schweifen lassen (siehe auch die Übung »Wedeln«, Seite 41).

● Drei Atemzüge lang Licht- und Schattenkontraste im Blick begrüßen.

● Drei Atemzüge lang die Farben in allen Nuancen ringsum genießen.

● Drei Atemzüge lang die Formen ringsum betrachten.

● Drei Atemzüge lang alle Bewegungen im Gesichtsfeld wahrnehmen.

● Drei Atemzüge lang den Blickraum ringsum nach allen Seiten erweitern.

Übung 20

Die Augenpartie sanft mit den Händen ausstreichen; die geschlossenen Augen drei tiefe, entspannte Atemzüge lang mit den Händen bedecken und dunkel baden (siehe Übung »Abschirmen«, Seite 21).

Sie benötigen für das gesamte Kurzübungsprogramm der Augenschule nur einige wenige Minuten. Sie sollten sich täglich diese Zeit für die Gesundheit Ihrer Augen nehmen.

Kontaktadressen der Augenschule

● Möchten Sie die Übungen der in diesem Ratgeber vorgestellten Augenschule unter kompetenter Anleitung lernen und praktizieren, oder wollen Sie sich selbst zur Kursleiterin oder zum Kursleiter ausbilden lassen?

● Kontaktadressen von qualifizierten Kursleiterinnen und Kursleitern der Augenschule sowie Informationen zur Kursleiterausbildung erhalten Sie bei folgender Adresse:

● Institut für Sehtraining
I S T
Wolfgang Hätscher-Rosenbauer
Obergasse 16
D–61118 Bad Vilbel
Tel./Fax 0 61 01 / 69 33

● Bitte bei Anfragen immer Rückporto beifügen.

Über den Autor

Wolfgang Hätscher-Rosenbauer ist Diplompädagoge, Gestalt- und Farbtherapeut. Er leitet das Institut für Sehtraining in Bad Vilbel und gibt Kurse im In- und Ausland. Er entwickelte die Augenschule als Kursprogramm für die Gesundheitsvorsorge.

Literatur

Benjamin, Harry: Ohne Brille bis ins hohe Alter. Bauer Verlag. Freiburg 1995

Berger, U./Stephan, Dr. E.: Rückenschmerzen wirkungsvoll lindern. Südwest Verlag. 2. Auflage, München 1996

Hätscher-Rosenbauer, Wolfgang: Augentraining mit Farbtherapie. Midena Verlag. Küttingen/Aarau 1993 (im Buchhandel vergriffen, aber über den Autor noch erhältlich)

Hätscher-Rosenbauer, Wolfgang: Die 3-D-Sehschule. Ars-Edition. Zug 1995

Klaeger, Cornelia: Gesund und fit durch Vitamine. Südwest Verlag. München 1995

Oberbeil, Klaus: Fit durch Vitamine. Südwest Verlag. 11., völlig neu bearbeitete und erweiterte Auflage, München 1996

Schutt, K./Rumpler, B.: Besser sehen durch Augentraining. Falken Verlag. Niedernhausen 1995

Hinweis

Bildnachweis

Dominik Parzinger, München: 18, 89; IFA, Taufkirchen: Titelbild (Ostarhild), 58 (E. Pott); Südwest Archiv, München: 12; The Image Bank, München: 20 (Curto); Tony Stone, München: U4 (Images), 1 (John Lund), 6 (Terry Vine), 10, 63 (Paul Dance), 24 (SBHA), 70 (A. Merola), 87 (Carr Clifton)

Impressum

© 1996 Südwest Verlag GmbH & Co. KG, München

Lektorat:
Jutta Keller, Werner Lord
Medizinische Fachberatung:
Dr. med. Christiane Lentz
Redaktionsleitung:
Josef K. Pöllath
Bildredaktion:
Barbara Glöggler
Produktion:
Manfred Metzger
Umschlag:
Till Eiden
DTP/Satz:
Reiner Löb
Illustration:
Hedi-Marie Stefan-Elsässer, Schweiz
Grafisches Konzept:
Christine Paxmann, München
Druck:
Color-Offset, München
Bindung:
R. Oldenburg, München
Printed in Germany

Gedruckt auf chlor- und säurearmem Papier

ISBN 3-517-01867-8

Register

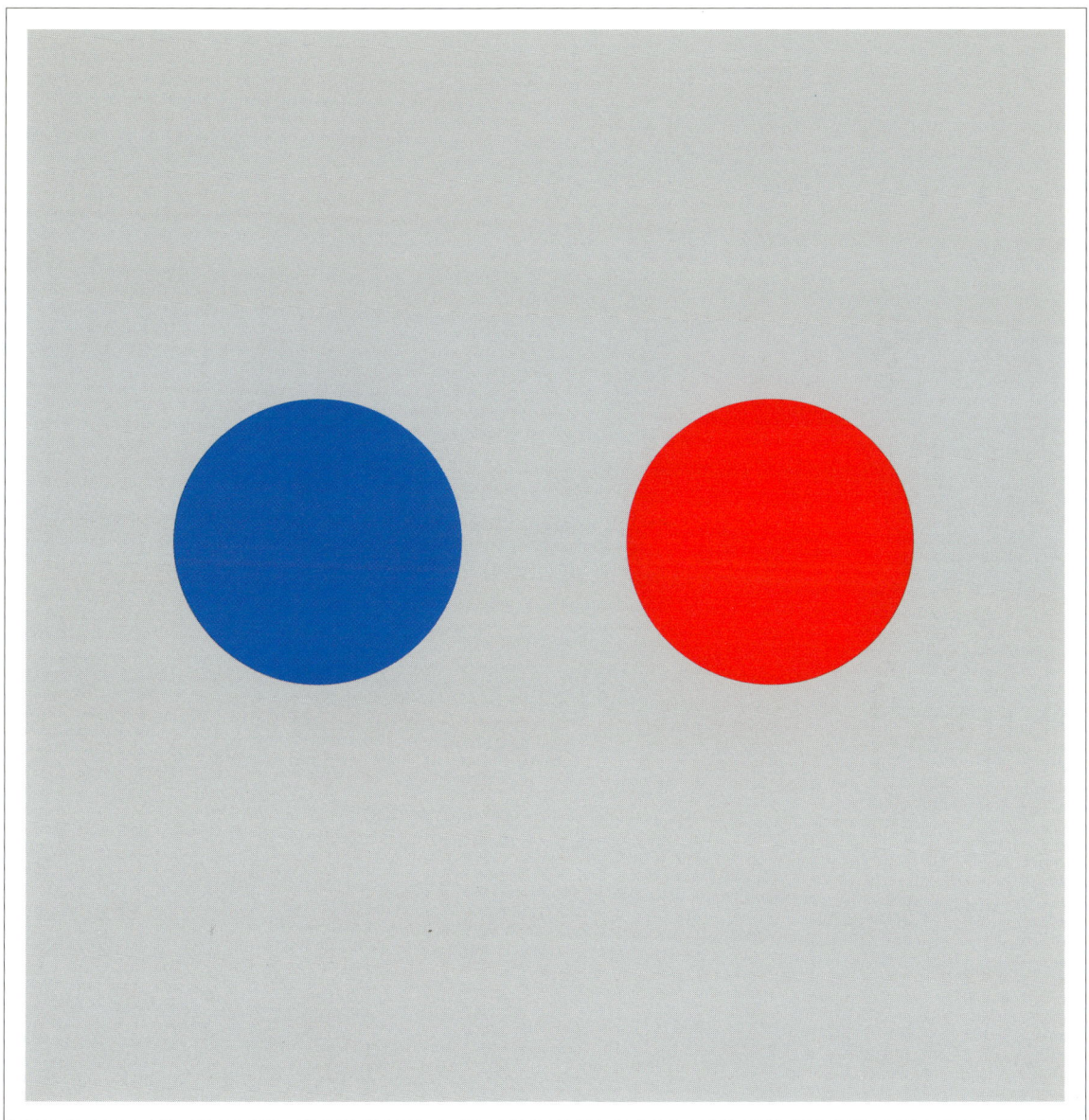

Halten Sie einen Finger in die Mitte zwischen Ihrer Nasenspitze und der Tafel. Blicken Sie auf Ihren Finger. Sehen Sie vier teilweise ineinandergeschobene Farbpunkte im Hintergrund? Wenn nicht, kneifen Sie schnell erst ein Auge, dann das andere zu. Springen nun die Punkte im Hintergrund?